歯科衛生士臨床のための

Quint Study Club

診査関連編 ❶

しっかり測定できる！
歯周組織検査パーフェクトブック

著：石原　美樹
　　小牧　令二

クインテッセンス出版株式会社　2008

QUINTESSENCE PUBLISHING

Berlin | Chicago | Tokyo
Barcelona | London | Milan | Mexico City | Moscow | Paris | Prague | Seoul | Warsaw
Beijing | Istanbul | Sao Paulo | Zagreb

はじめに

見た目だけで歯周病を判断することは難しい？

ここに3人の歯周病の患者さんがいます。
この写真だけを見て、この患者さんの歯周病の状態を判断できますか？

症例1　患者さんデータ

年齢：43歳
性別：女性
職業：介護職をしながら看護学校に通っている。
全身疾患：なし
喫煙状況：ノンスモーカー
歯科既往歴：8年前に麻酔下で歯石除去を経験。そのときに歯肉が退縮した。
口腔衛生状態：ブラッシングは1日3回。
特記事項：かたい物は咬まない。全体的にしみる。

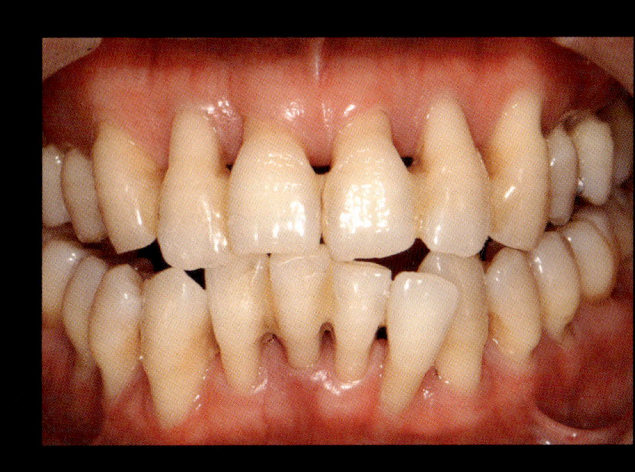

症例2　患者さんデータ

年齢：25歳
性別：男性
職業：美容師
全身疾患：なし
喫煙状況：1日15本
歯科既往歴：特に情報なし。
口腔衛生状態：ブラッシングは1日1回（起床時）。
特記事項：ブラッシング時、たまに出血していた。

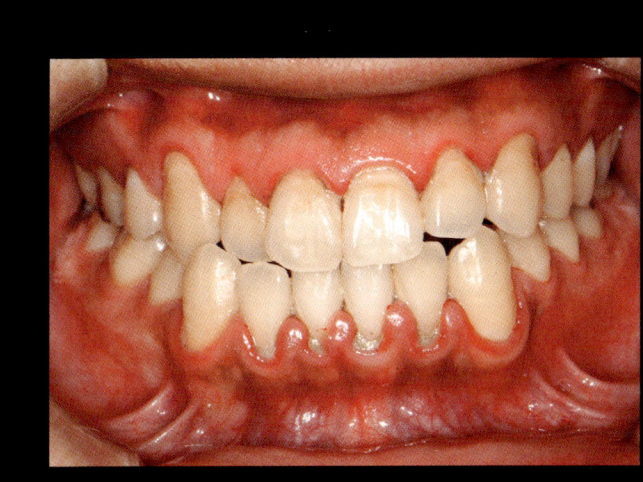

症例3　患者さんデータ

年齢：43歳
性別：女性
職業：専業主婦（祖母の介護をしている）
全身疾患：なし
喫煙状況：なし
歯科既往歴：以前に歯石除去の経験あり。
口腔衛生状態：ブラッシングは1日3回。
特記事項：歯周病の自覚なあまりない。歯を抜いたりすると2～3日寝込んでしまう。

症例1の患者さんは、実はこんな状態でした

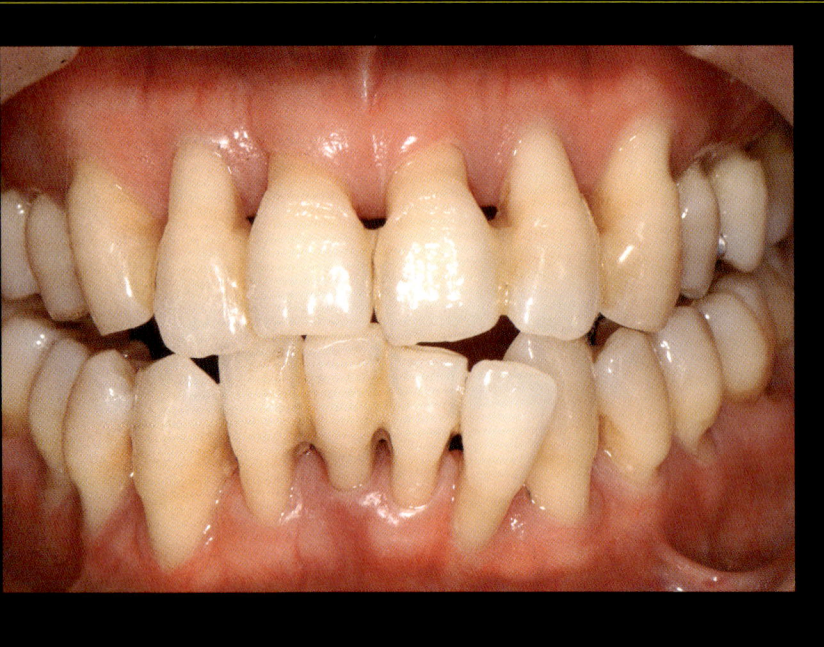

視診からわかること

　薄い歯肉です。かなり進行した歯周炎であることが予測されます。

　歯肉退縮が著しく、臼歯部にはくさび状欠損が見られます。一見ひきしまった歯肉から、以前に他の歯科医院で歯周治療を受けた既往歴があることがわかります。

　前歯部は動揺のためか暫間固定されています。現在の状態では咬みにくいのではないでしょうか？

　年齢的にも若く、歯根の露出があることから、歯周治療後の知覚過敏が心配されます。

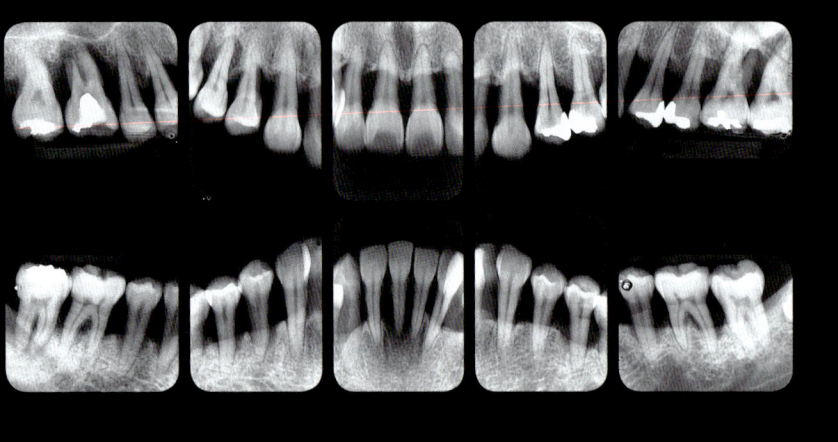

エックス線写真からわかること

　年齢を考慮すると、かなり進行した侵襲性歯周炎だと思われます。骨吸収は全顎的に重度に進行しており、骨の残存量が少ないだけでなく、垂直性骨吸収が多数見られます。6⏌、⎿6遠心根、1⏌は保存が難しいでしょう。

　う蝕のリスクは低いと思われます。

歯周組織検査からわかること

　ていねいにブラッシングされた口腔内で、歯肉は少し緩みを感じる程度です。ポケットは見た目以上に深く、出血もほぼ全顎的に認められました。

　コンケーブや根分岐部の形態的な問題も認められます。

　プロービング時に、数ヵ所の歯肉縁下からプラーク様のものがでてきました。

症例2の患者さんは、実はこんな状態でした

視診からわかること

　全体的に線維性の炎症が認められ、特に下顎前歯部に著しい腫脹が認められます。歯肉の炎症の状態からは、喫煙ならびに口呼吸が疑われます。

　プラークが全体に付着しており、歯頸部には白濁も認められます。また、歯肉縁上・縁下ともに歯石が多く付着しています。

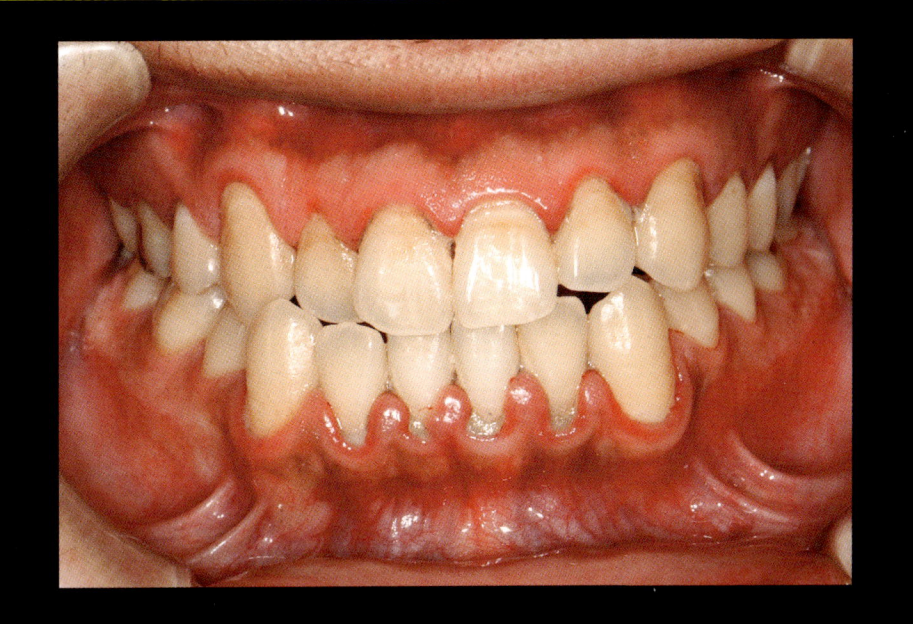

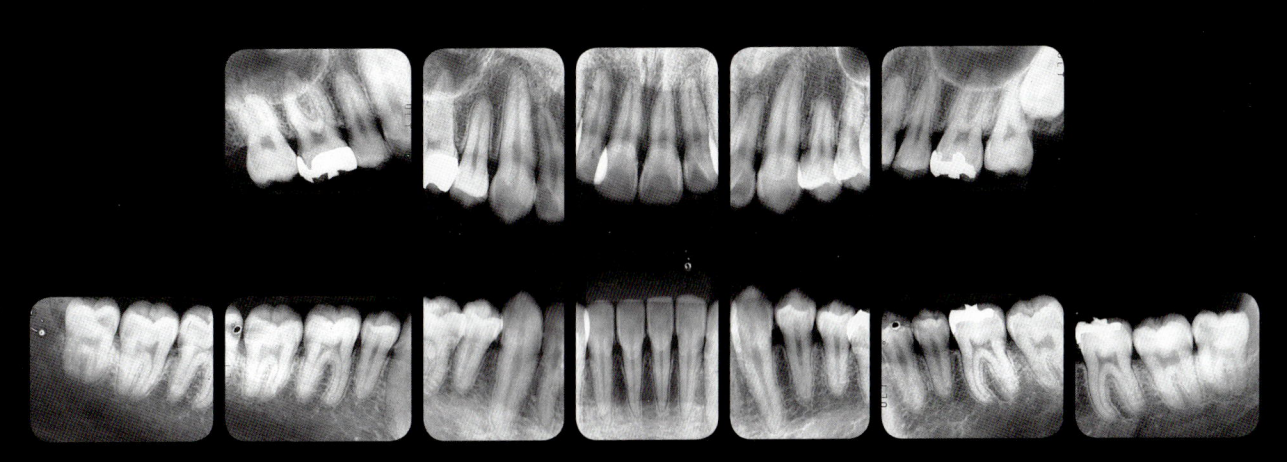

エックス線写真からわかること

　歯肉には強い炎症があるにも関わらず、エックス線写真上では骨には吸収が認められません。歯肉炎です。エックス線写真からも歯石が読み取れます。多量のプラークにもかかわらず、隣接面にはう蝕はほとんど認められません。

歯周組織検査からわかること

　全顎的に著しい出血が認められます。大臼歯部の遠心面に5〜6mmの深いポケットが認められるものの、全体には3〜4mmと意外と浅めです。

　プロービング時に、全顎的に歯石の存在は感じられました。

　動揺歯はありませんでした。

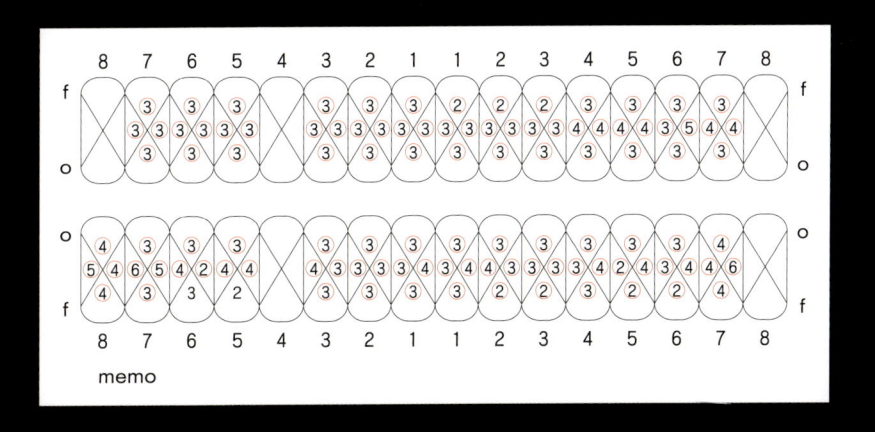

症例3の患者さんは、実はこんな状態でした

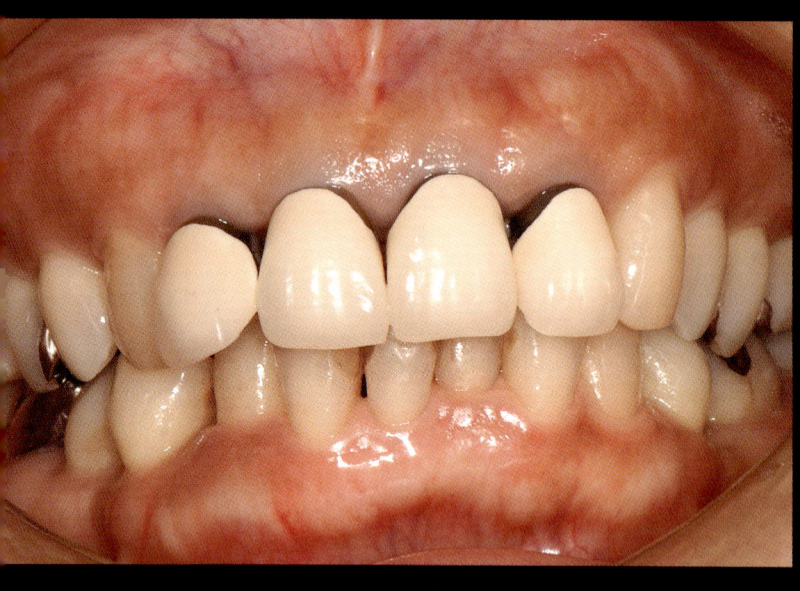

視診からわかること

　頬舌面は磨かれていますが、隣接面にプラークが残っています。

　歯肉には、見た目では著しい炎症は認められません。視診では大きな問題は感じにくい症例です。

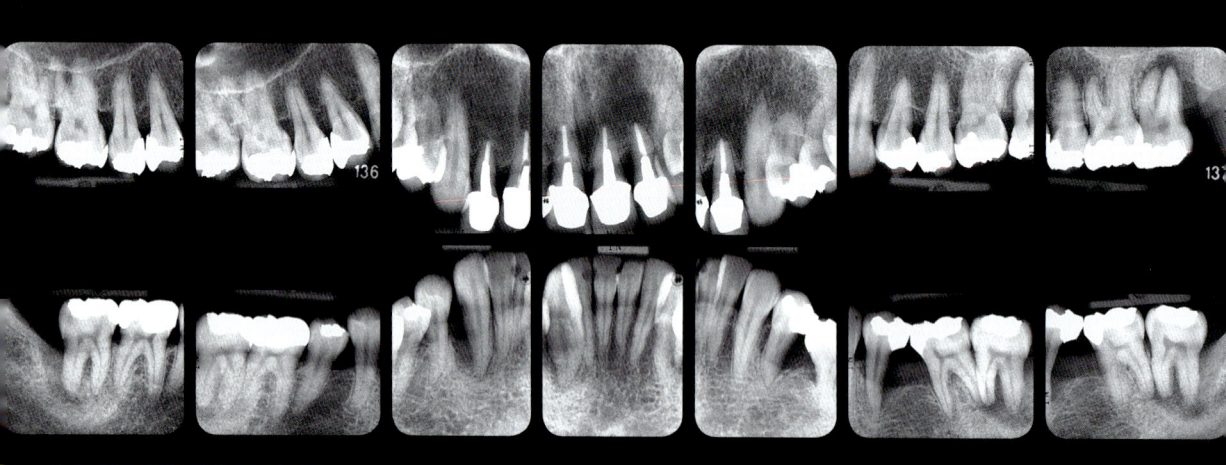

エックス線写真からわかること

　年齢にしては、全顎的に進行した重度の歯周炎だと思われます。|7、|7、7|は骨吸収が根尖まで進んでいるようで、保存が難しそうです。小臼歯部や前歯部においては、比較的根が短いうえ、部分的に垂直性骨吸収が著しく認められます。

M																													M
		0	0	0	0	0	0	1	0		0	1	0	0	0	0	0	1	0									
		4 3	5 3 4	4 2 5	2 3	3 2	2 3 3	4 3		3 3 3	4 3	4 2 3	3 3	4 2 3	4 3	4 6												
		6 3 4	3 3	4 4 3	4 2 3	2 3	4 3 3	2 3 3		3 3 3	3 3	3 2 4	4 3 5	4 2 4	3 2 3	11 9 11												
	8	7	6	5	4	3	2	1		1	2	3	4	5	6	7	8											
		12 3	4 4 3	5 3 4	3 4 3	4 11 3	4 3 3	3 3		3 3 3	3 3 3	3 2 3	3 4 6		5 3 4	3 12 12												
		14 13 4	4 3	2 3 4	3 3 13	12 4	5 3 3	3 3		3 3 3	3 3 4	3 3 3	3 2 3		3 4 3	5 13 13												
M		0	0	0	0	0	0	0			0	0	0	0	0	1	0											M

歯周組織検査からわかること

　|7、7|、7|は根尖にまで及ぶポケットが認められます。進行のわりに歯石は少なく、さらに歯肉の出血も少ないです。小臼歯部前歯部に4〜5mmのポケットはありますが、部分的に進行の著しい歯も認められます。

> この3つの症例からわかるように、口腔内を見ただけでは、本当の患者さんの状態を知ることはできません。

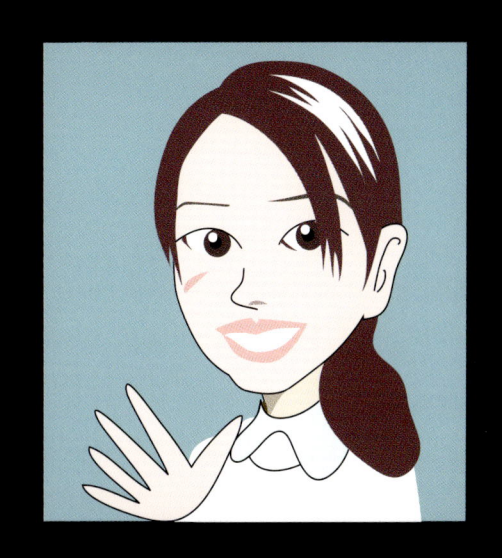

　症例1～3を見て、皆さんは状態を判断することができましたか？　少し難しかったのではないでしょうか。でもそれは当然でしょう。なぜなら、歯周病は見ただけで状態を把握することはできないからです。また歯周組織は複雑で、一口腔内であっても歯1本1本ごとに歯肉の状態や骨の吸収レベル、解剖学的形態、歯石の量などの状態はさまざまです。ゆえに、歯周病や歯周組織の状態を把握する歯周組織検査が必要になるのです。

　歯周組織検査は、複雑な状態を把握すればよいというものではありません。正確で規格性のある検査を常に行うことが、とても重要になります。検査の正確性と規格性は、治療の効果の確認やメインテナンスでの状態維持の確認などに必要不可欠だからです。

　このように、歯周組織検査は毎日の臨床の中でなくてはならないものです。しかし、「検査は医院にとって必要だから」という理由にのみ留めることなく、時間と手間そして少しの苦痛を伴いながらも検査を受けられる患者さんにも、その重要性を理解していただけるよう、日々努めていきたいところです。

　この書籍では、新人歯科衛生士の皆さんに習得していただきたい歯周組織検査のノウハウを、わかりやすく紹介しました。

　歯周組織検査がうまくなるもっとも重要なポイントは何だと思いますか？　その答えは、"知りたいという欲求"だと筆者は思っています。皆さんの"知りたい気持ち"を、この書籍で少しでも高めることができれば幸いです。

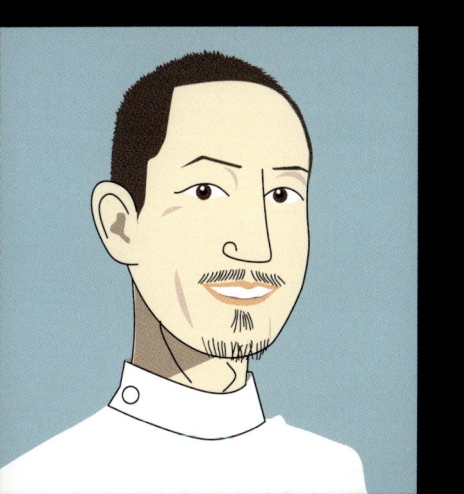

> 本書では、見た目だけで判断することが難しい歯周病の状態を把握する歯周組織検査のノウハウを紹介します！　しっかり学んでいきましょう。

歯周病はそれぞれ炎症の程度が違うだけでなく、進行状態やリスクファクターも異なります。ゆえに歯周治療前には歯周組織検査を行い、病態をしっかり把握した上で、その患者さんに合った歯周治療を提供することが必須です。
　適切な歯周治療を行うことで、ほとんどの歯周病の病態は改善していきます。歯周病の病態像がさまざまであるように、歯周治療後の治癒像もさまざまです。歯周組織検査によって病態をしっかりつかんで、歯周病の改善に努めましょう！

初期の歯周病の患者さん

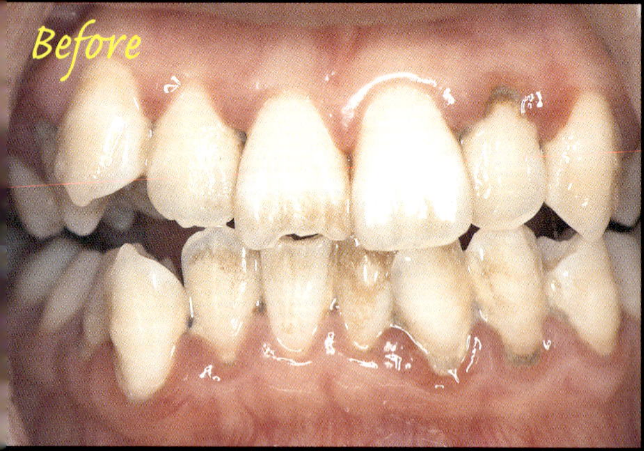

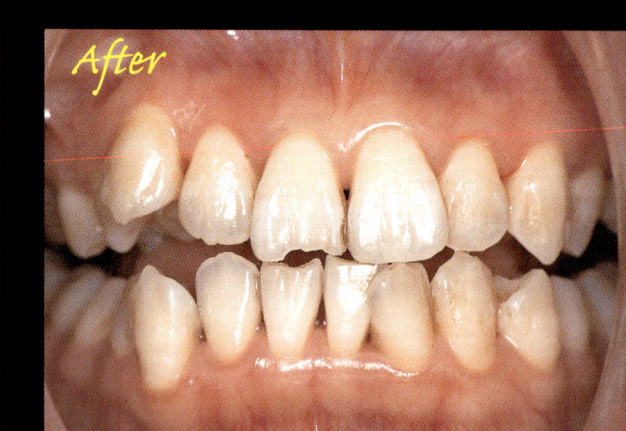

Before

After

侵襲性歯周炎の患者さん

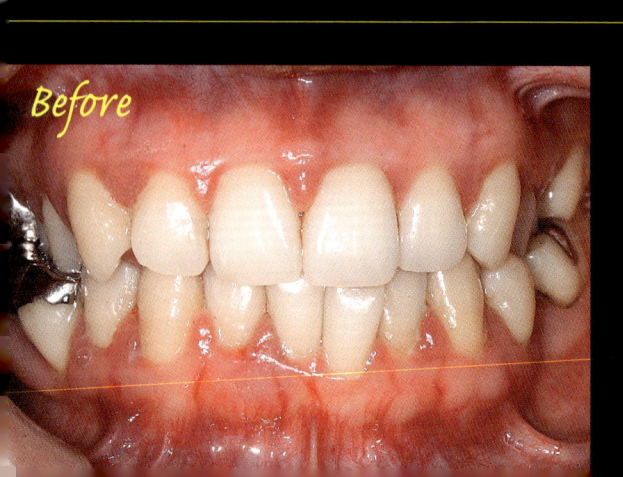

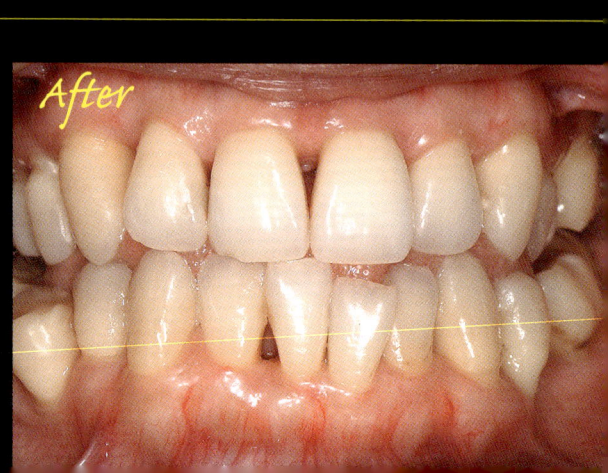

Before

After

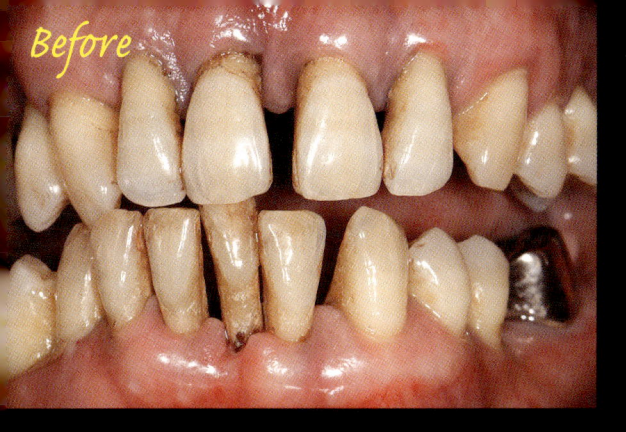

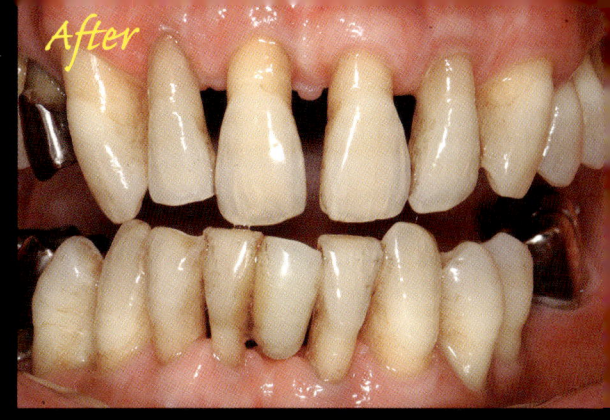

歯肉の炎症の強い糖尿病の患者さん

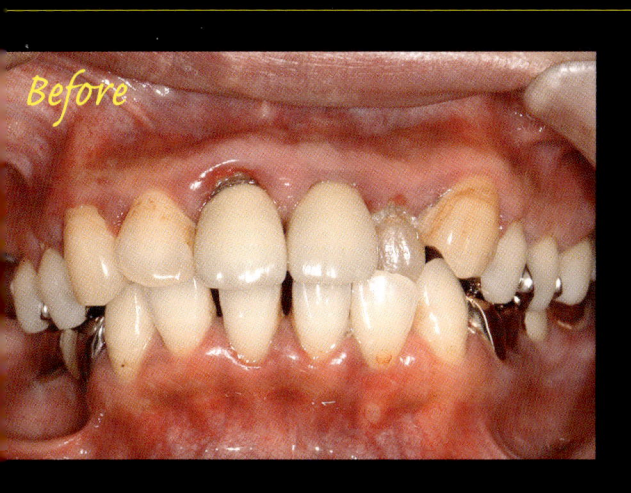

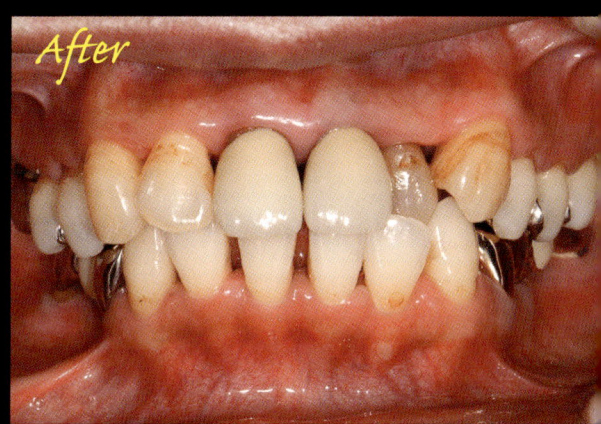

カルシウム拮抗薬を服用している歯周病の患者さん

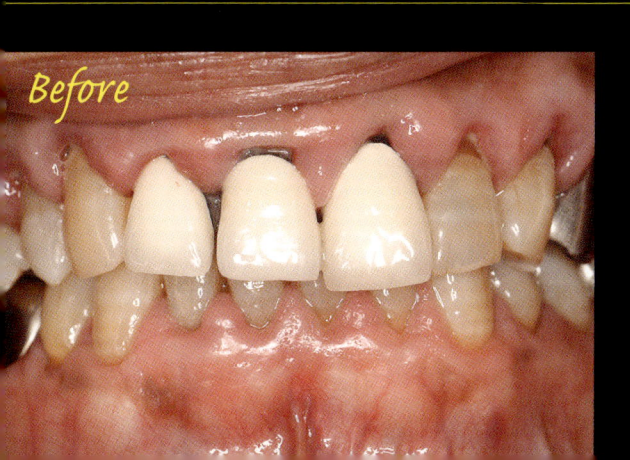

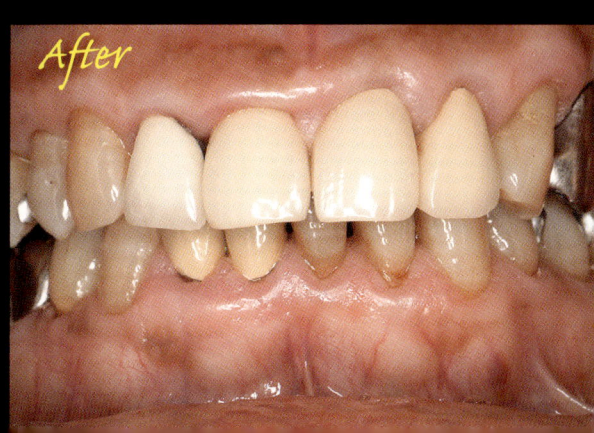

CONTENTS

はじめに　3

見た目だけで歯周病を判断することはむずかしい？　3
- 症例1の患者さんは、実はこんな状態でした　4
- 症例2の患者さんは、実はこんな状態でした　5
- 症例3の患者さんは、実はこんな状態でした　6

歯周病は改善します　8
- 初期の歯周病の患者さん　8
- 侵襲性歯周炎の患者さん　8
- 歯周病でヘビースモーカーな患者さん　9
- 歯肉の炎症の強い糖尿病の患者さん　9
- カルシウム拮抗薬を服用している歯周病の患者さん　9

1. 歯周組織検査の必携ツール　エックス線写真に強くなろう！　17

エックス線写真に強くなろう　18
- 歯科医療現場でのエックス線写真診査とは？　18
- パノラマエックス線写真に強くなろう　19
- 咬翼法エックス線写真に強くなろう　20
- デンタルエックス線写真に強くなろう　20
- エックス線写真では読み取れないものもある　24
  - ①頬舌側の骨吸収は読みとれない　24
  - ②骨吸収の種類の判定　25
  - ③見えない破折線　26
  - ④歯槽骨の裂開・開窓　26

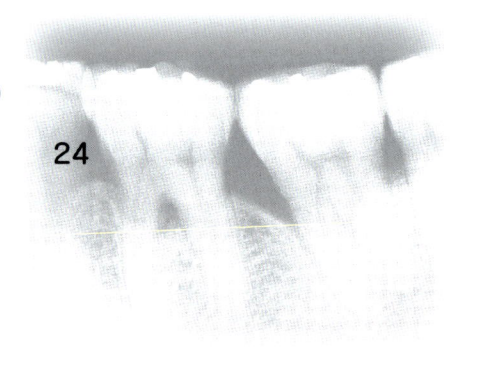

CONTENTS

2. 新人必読！ 歯周組織検査 まずこれだけは取れるようにしよう　27

まずこれだけはしっかり取れるようにしよう　28
検査を行うポジショニング　29
プラークの付着状況を把握しよう！　30
- プラークチャートをつけよう　30
- プラークの付着状況の測定のしかた　31
  - ①測定時の目安　32
  - ②どの測定法が間違っていますか？……測定法の違いに見る測定結果の違いを理解しよう　33

ポケットの深さを測定しよう〜プロービング〜　35
- ポケットの深さ測定のための最重要基礎知識　35
- プローブの持ち方　36
- プローブの把持力　36
- プロービング圧　36
- プロービング時のポジショニング　37
- プロービング時のレスト　37
- ポケットの深さの測定法　38
  - ①どの位置を測定する？　1点・4点・6点法　38
  - ②プローブの挿入　39
  - ③プローブの数値を読みとる　41
  - ④プローブのポケット内での動かし方〜ウォーキングプロービング〜　43
  - ⑤測定しにくい部位をじょうずに測定するテクニック　44
- 根分岐部病変の状態を確認しよう　46
  - ①根分岐部病変の測定のしかた〜下顎の場合〜　47
  - ②根分岐部病変の測定のしかた〜上顎の場合〜　48

CONTENTS

プロービング時の出血を確認しよう
〜BOPのチェック〜　50

- BOPの測定方法　50
    - ①出血のみかた　50
    - ②初診時にBOPの確認を行うときは……　51
    - ③再評価時にBOPの確認を行うときは……　51

- 記入のしかたも工夫次第で見やすさ向上　52

動揺度を測定してみよう　53

- 動揺度の測定方法　53
    - ①動揺度はどうやって測定するの？　53
    - ②動揺度の分類〜Millerの分類〜　54

- 最重要！　フレミタスチェック　54

- ★第2部　チェックポイント　55

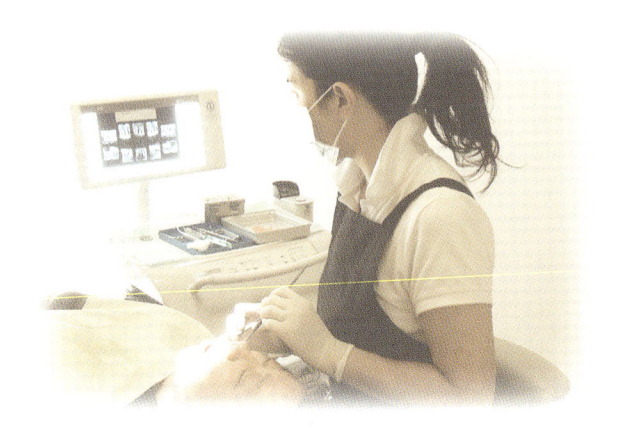

CONTENTS

3. さらにステップアップ　先輩歯科衛生士はココを見ている・こうやっている　57

ワンランクアップ！　プラーク付着状況の確認　58
- ・プラークの見落としをなくそう　58
- ・プラークの臨床での見極め方　59

ワンランクアップ！　ポケットの深さ測定（プロービング）　60
- ・プローブでいろいろ感じよう　60
- ・測定ミスが出やすい部位とその対策　61
    - ①傾斜や叢生のある歯の測定　61
    - ②大きな歯石が付着した歯の測定　61
- ・より正確な測定をするために理解しよう歯の解剖　63
    - ①根形態を知ろう　63
    - ②斜切痕を見つけよう　63
    - ③コンケーブはどうなっていますか？　64
    - ④エナメルプロジェクション　65
    - ⑤エナメルパール　66
    - ⑥根分岐部病変のある歯のポケットの深さ測定方法　66

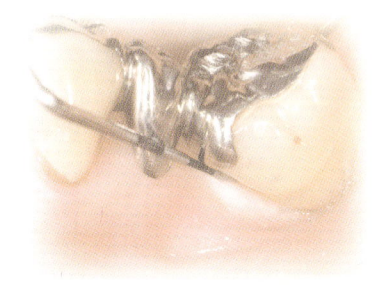

ワンランクアップ！　歯肉の状態の確認　68
- ・付着歯肉を確認しよう　68
- ・小帯の位置も確認しよう　69
- ・オーバーブラッシングを見極めよう　69

ワンランクアップ！　動揺について理解を深めよう　70
- ★第3部　チェックポイント　71

CONTENTS

4．診査の幅を広げよう　もっといろんなことを知ろう　73

歯肉の表情が示す特徴を理解しよう　74
- ・厚い歯肉と薄い歯肉を見極めよう　74
- ・浮腫性の炎症と線維性の炎症を見極めよう　75

プロービング時に一緒に確認したい＋αな検査　76
- ・歯肉退縮量を記録しておこう　76
- ・クリニカルアタッチメントレベルの測定はとても重要　76
- ・プローブの値を総合的に判断しよう　77

複根歯のココに着眼しよう　78

インプラント植立部位の検査方法もマスターしよう　79

もちろん確認！　歯の状態　80
- ・う蝕を見逃さない　80
  - ①初期う蝕を見逃さない眼を持とう　80
  - ②近年急増！　根面う蝕にも関心を持とう　81
- ・不良補綴物を見逃さない　81

口腔粘膜・舌・唾液の状況も確認しよう　82
- ①口腔粘膜疾患はありませんか？　82
- ②舌に異常は認められませんか？　83
- ③唾液の状態……口腔内の乾燥状態も確認しましょう　83

CONTENTS

5. 歯周病に強くなろう！　歯周病の基礎知識　85

健康で正常な歯周組織に強くなる　86
- 健康で正常な歯周組織はどうなっているの？　86

歯肉炎に罹患した歯周組織に強くなる　89
- 歯肉炎に罹患した歯周組織はどうなっているの？　89

歯周病に罹患した歯周組織に強くなる　91
- 歯周病に罹患した歯周組織はどうなっているの？　91

歯周病の分類　93
- 歯周病の分類　93
- 慢性歯周炎は、どんな歯周炎？　93
- 侵襲性歯周炎は、どんな歯周炎？　94
- 侵襲性と慢性の違いを理解しておこう　94
- 臨床で慢性と侵襲性を判断することは難しい？　95
- 歯周病の進行は、歯単位・歯面単位で異なる　96
- 壊死性歯周疾患は、どんな歯周炎？　100
- これは歯周炎？　診断基準に当てはまらない偶発的なアタッチメントロス　101

しっかり測定できる！ 歯周組織検査パーフェクトブック

CONTENTS

コラム　知っててよかった！

その①　ホルダーを使って規格写真　　20
その②　効率よくプラークを確認しよう　　31
その③　赤染め法を効率よく行う方法　　32
その④　気をつけよう境界線　　38
その⑤　器具によっても測定結果に誤差が生じる　　42
その⑥　ポケットの深さ測定・上達への道　　45
その⑦　測定のしかた1つ統一するだけで、ミスも減少します　　51
その⑧　エックス線写真にも現れる"力の異常"　　55
その⑨　プラークスコアの目標設定は20％以下　　59
その⑩　線維性の歯肉を呈しやすい人とは？　　75

参考図書・文献一覧　　104
おわりに　　105

著者紹介

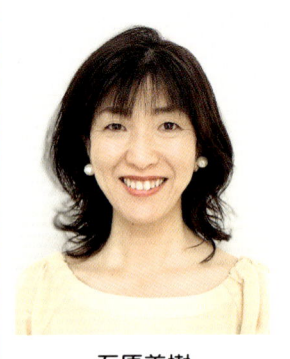

石原美樹
歯科衛生士、株式会社
COCO DentMedical・
代表取締役

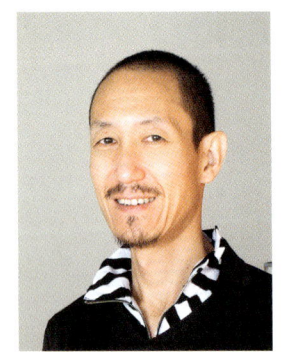

小牧令二
美江寺歯科医院・院長

1

歯周組織検査の必携ツール
エックス線写真に強くなろう！

エックス線写真に強くなろう

歯科医療現場でのエックス線写真診査とは？

エックス線写真診査と歯科衛生士

歯科医療現場では、エックス線写真診査は歯科医師の行う行為です。しかし撮影前の患者さんへの説明や撮影の準備、そして現像・管理などは歯科衛生士が行ってもよいことになっています。

つまり、歯周病の診査になくてはならないエックス線写真診査において、歯科衛生士の役割は大きいことになります。

また、歯科衛生士として歯周治療を担っていく以上、治療に必要な情報が詰まっているエックス線写真の読影力をつけていくように努めなければなりません。

エックス線写真診査の重要性

歯周病は、目に見えない骨吸収を伴う疾患ゆえに、どのような診査をしたとしても、エックス線写真診査がなくては、正しい診断・判断を下すことはできません。

エックス線写真診査は、現在の状態を把握するとともに、これから行われる治療の効果を診査し、長期間にわたる変化をモニタリングしていく上で、規格性と再現性が必要となります。そのためにも、撮影の準備や現像・管理は重要となってきます。

治療に役立てるよう、日々のトレーニングが必要です。

● **エックス線写真の種類**

日常的な臨床に用いるもの
パノラマエックス線写真
デンタルエックス線写真（全顎）
咬翼法エックス線写真

詳細な診査が必要なときに
ＣＴ

● **疾患別に見た、エックス線写真の種類・撮影法**

初期の歯周病
パノラマエックス線写真
咬翼法エックス線写真　の組み合わせ

中等度以上の歯周病
全顎法（10枚もしくは14枚法で撮影されたデンタルエックス線写真）

インプラント処置
パノラマエックス線写真
CT

パノラマエックス線写真に強くなろう

パノラマエックス線写真は、断層撮影法で撮影されるエックス線写真です。

1枚で頭蓋骨の一部から下顎骨までを見ることができるにもかかわらず、被曝線量はデンタルエックス線写真全顎法より少ないという特徴があります。

● パノラマエックス線写真の臨床での用途

・混合歯列期の永久歯の萌出状況の確認
・埋伏歯の確認
・上顎洞の確認
・インプラント手術における顎骨量の確認
・顎関節
・大きな根尖病巣
・顎骨内の腫瘍

● 注意すべきパノラマエックス線写真の欠点

・実像に対して少し拡大されてしまうことから、疾患が大きく映し出されてしまう
・境界線の明瞭度に欠ける
・前歯部がぼける傾向にある
・歯が重なる、伸びてしまう

※歯周病の診査・検査のような、細やかな骨の吸収状態や根の形態、歯根膜の状況など知りたい診査には、信頼性が欠けてしまいます。

● パノラマエックス線写真から読めるもの

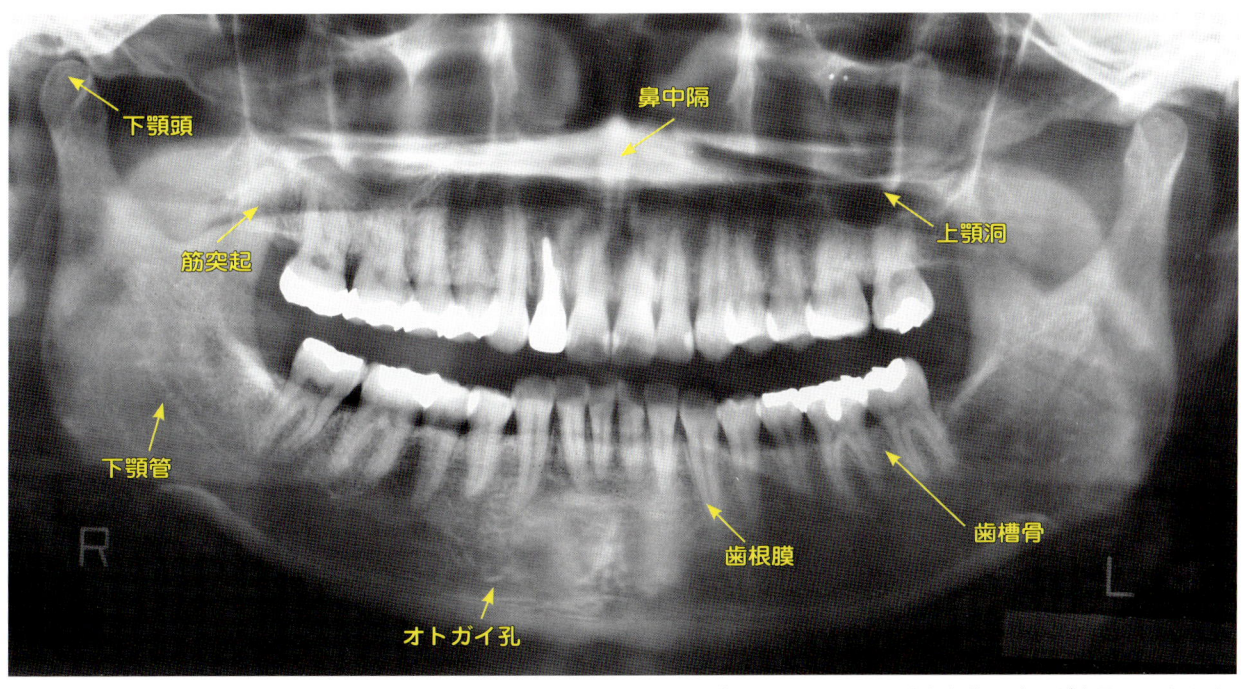

（下顎頭、筋突起、下顎管、オトガイ孔、鼻中隔、上顎洞、歯根膜、歯槽骨）

そのほか、埋伏歯や過剰歯が存在はもちろん、残存歯数の確認が容易にできます。

咬翼法エックス線写真に強くなろう

咬翼法エックス線写真は、初期の隣接面う蝕の発見や歯周病初期の骨吸収の確認が、1枚のフィルム上で約8歯分確認できます。また、咬翼法エックス線写真は大人だけにとどまらず、子どもの診査にも有効なものとなっています。

実際の臨床では、パノラマエックス線写真と併用することで、より精度の高い判断が可能となります。

● 咬翼法エックス線写真から読めるもの

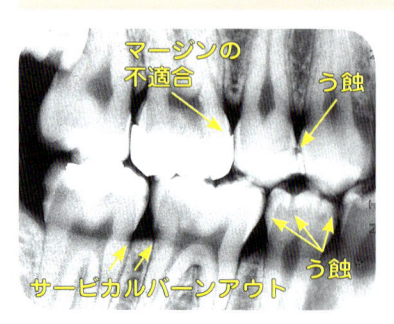

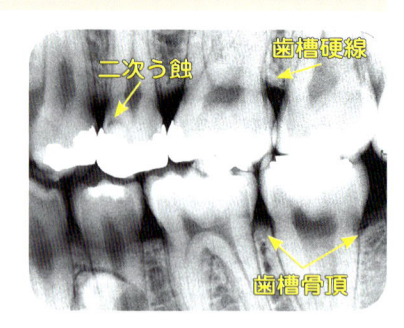

（画像：マージンの不適合、う蝕、サービカルバーンアウト、二次う蝕、歯槽硬線、歯槽骨頂）

サービカルバーンアウトとは、隣接面歯頸部根面に見られる少し黒く見える像のことで、エナメル質に覆われた歯冠部とエナメル質のない歯根部、骨で囲まれている歯根部など、エックス線透過性に大きな差があることで生じる現象です。異常像ではありませんので、根面う蝕と間違うことがないように注意しましょう。特にデジタルエックス線写真では、コントラストが強調されて強く出ることがあります。

デンタルエックス線写真に強くなろう

歯科衛生士人生の中で、いったいどれだけのエックス線写真を見ているのでしょうか？　きっと想像もつかない枚数でしょうね。エックス線写真のない歯科医療は、もはや考えられません。それだけ得られる情報が多いということなのです。

エックス線写真から読み取れる情報量は、見る人によって異なります。読影能力を上げるには、まず正常を知ることが大切です。

大きな異常は誰でも気づくことができますが、ちょっとした変化や異常に気づくためには、知識や経験はもちろん、「はじめに」でも述べたように、常に「知りたい」という気持ちを持って臨床に臨んでいるか、という姿勢も重要でしょう。臨床の場は、学びの場でもあると思います。

知っててよかった！　その①　ホルダーを使って規格写真

エックス線写真で重要なことは、規格性と再現性です。そのためにはホルダーを使うようにしましょう。
ホルダーには平行法用と二等分平行法用、咬翼法用があります。

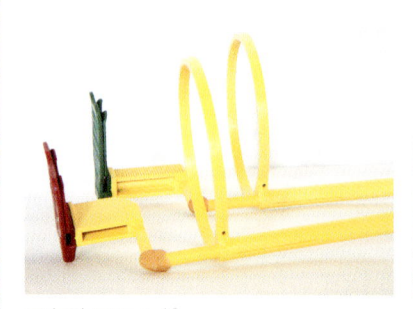

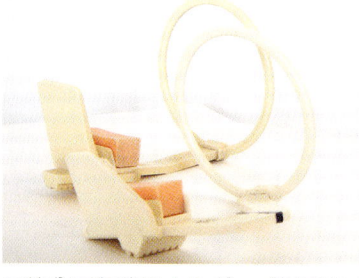

平行法用ホルダー　　　　二等分平行法用ホルダー（写真のホルダーは一部加工されています）　　　　咬翼法用ホルダー

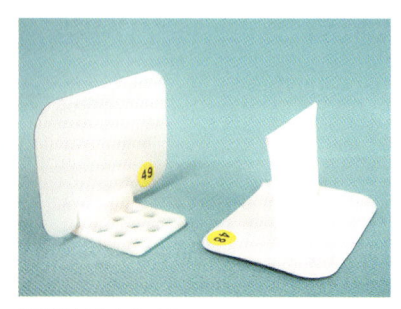

20

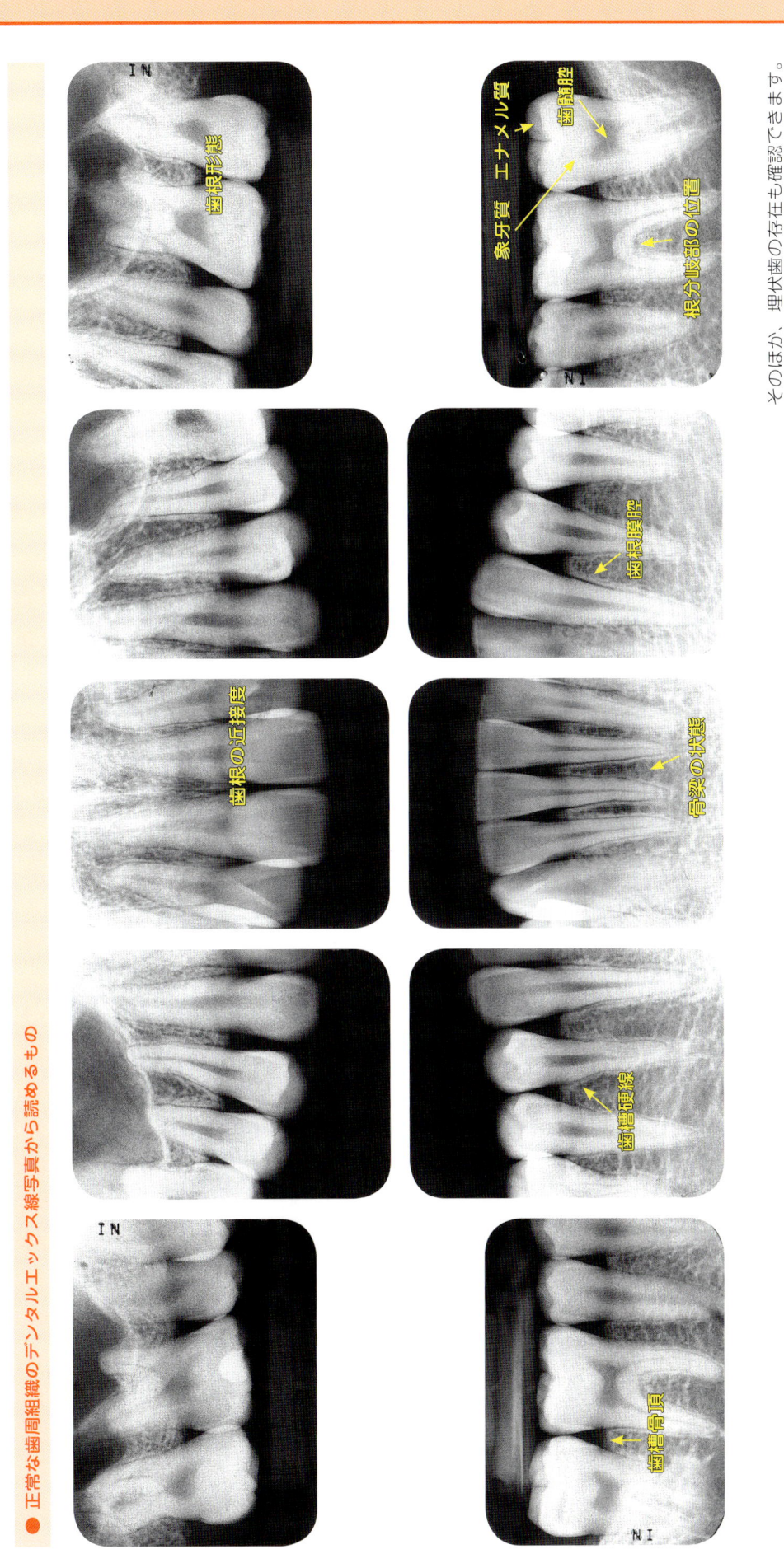

第1部 歯周組織検査の必携ツール エックス線写真に強くなろう！

● 正常な歯周組織のデンタルエックス線写真から読めるもの

歯根形態
歯間部
エナメル質
象牙質
根分岐部の位置

歯根膜腔

歯根の近接度
骨梁の状態

歯槽硬線

歯槽骨頂

そのほか、くさび状欠損の存在や難治性に陥りやすい根尖病変などもわかる。

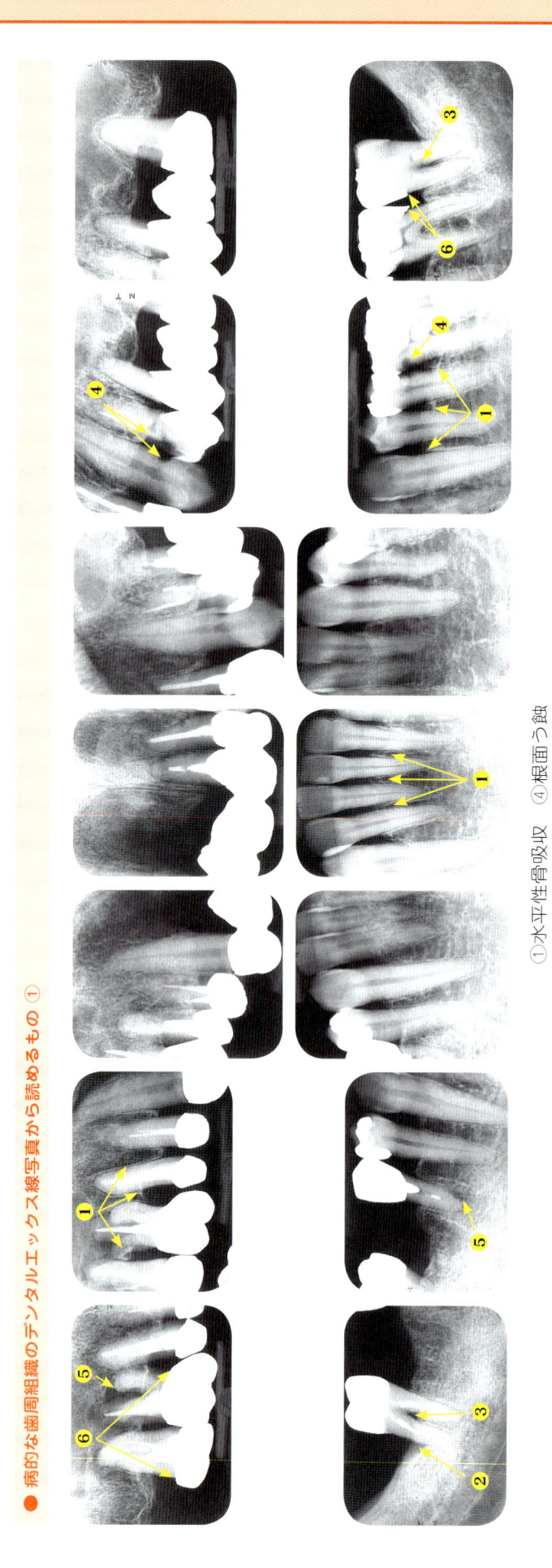

しっかり測定できる！ 歯周組織検査パーフェクトブック

● 病的な歯周組織のデンタルエックス線写真から読めるもの ①

①水平性骨吸収　④根面う蝕
②垂直性骨吸収　⑤根尖病変
③根分岐部病変　⑥マージンの不適合

第1部　歯周組織検査の必携ツール　エックス線写真に強くなろう！

● 病的な歯周組織のデンタルエックス線写真から読めるもの ②

根分岐部病変

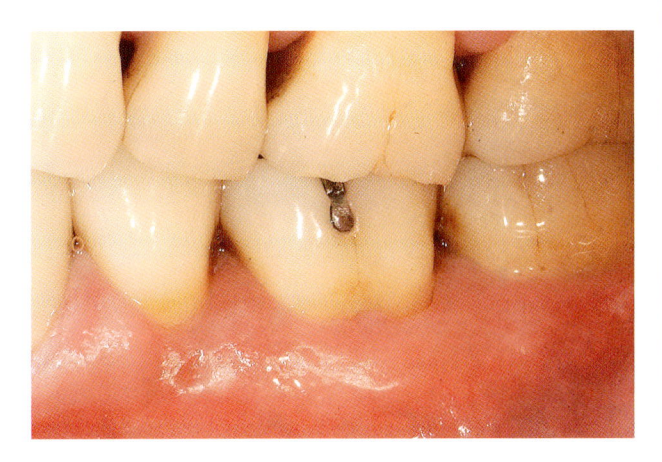

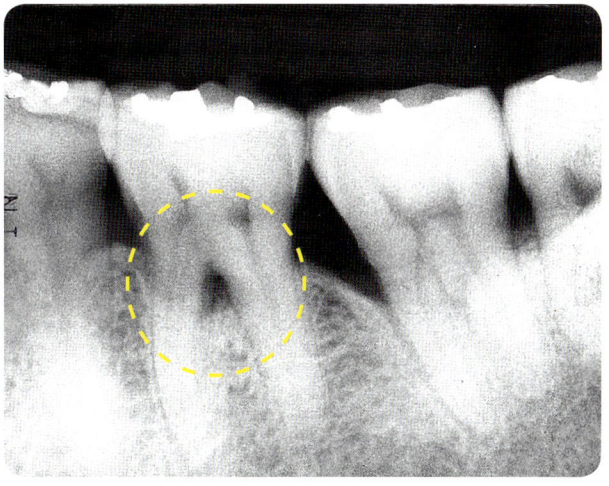

視診では根分岐部に病変があることはわかりませんが、エックス線写真を見てみると病変があることがわかります。隣接面の骨レベルが根分岐部より高いため、歯肉が退縮せず根分岐部を覆い隠しています。

歯根破折

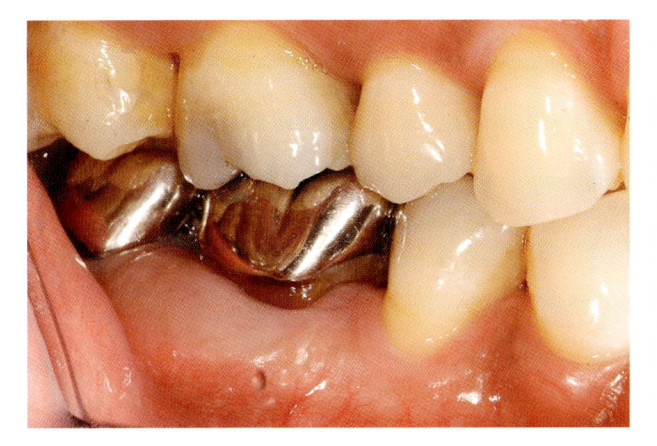

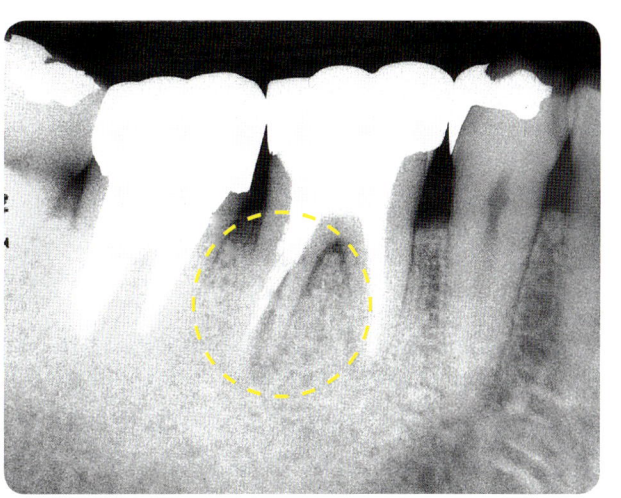

6番近心根付近に瘻孔がみられます。エックス線写真を見てみると、遠心根が破折しており、その排膿路であることがわかります。

根面う蝕

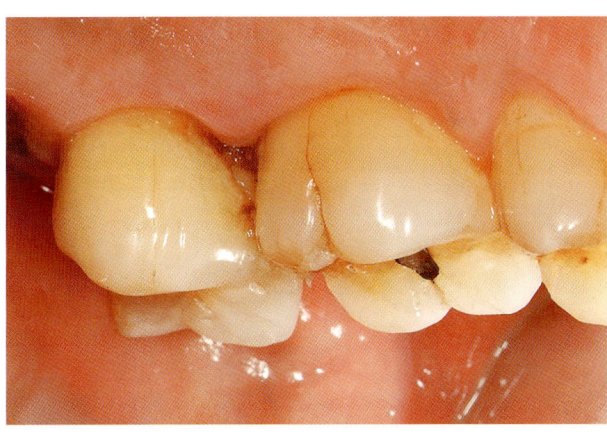

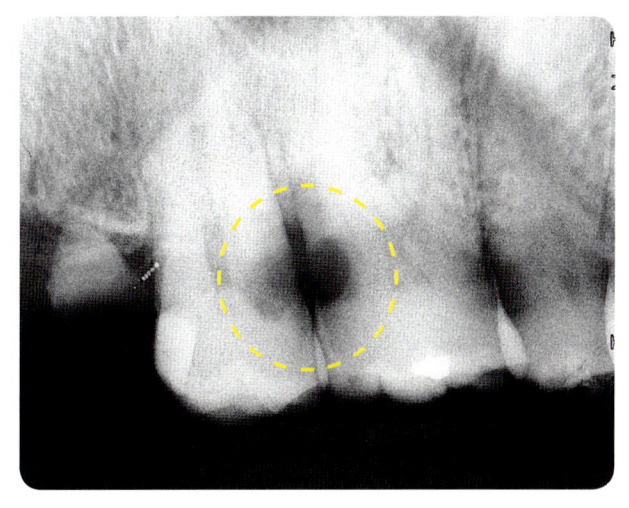

6、7番歯間部に食片圧入が見られます。食片を取り除いても歯肉から出血し、よく観察できませんでした。エックス線写真を見てみると、かなり大きな根面う蝕があることがわかりました。

23

しっかり測定できる！　歯周組織検査パーフェクトブック

エックス線写真では読み取れないものもある

　エックス線写真はたくさんの情報量がありますが、なんでも見えるわけではありません。
　たとえば、歯周組織という立体を、平面のフィルム上に白黒のグラデーションで写しだしているだけなので、立体のすべてを見ることはできません。

　また、撮影方向によっても、場所によって見えるものと見えないものがでてきます。

① 頬舌側の骨吸収は読み取れない

　エックス線写真では、近遠心側の骨吸収はよく見えますが、頬舌側の骨吸収は見えにくいです。
　プロービングとエックス線写真の両方をあわせることで、より正確に判断しましょう。

● 頬舌側の骨吸収

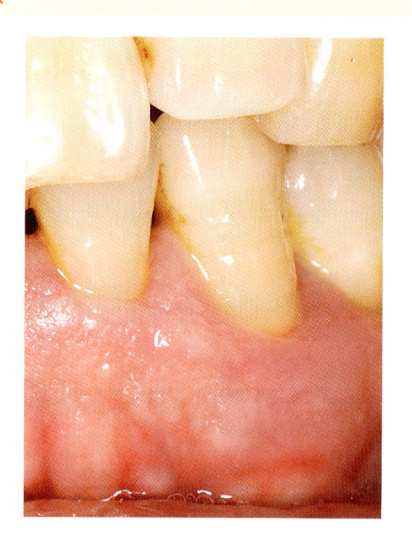

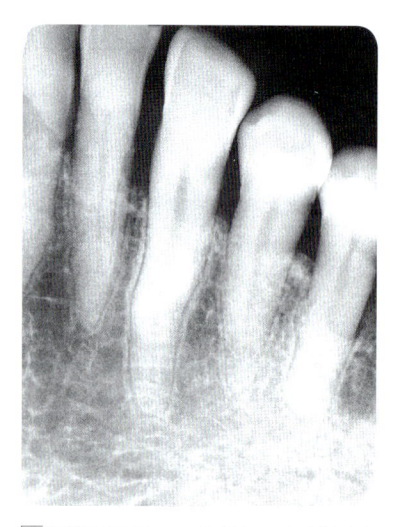

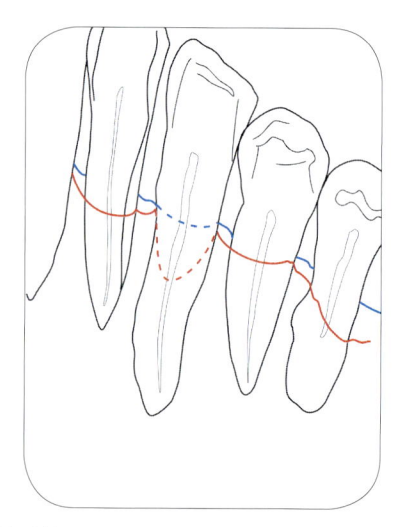

3頬側には6mmのポケットがあり、骨吸収が起こっています。エックス線写真からは、頬側の骨の位置はわかりません。プロービング値からは、右の図のような骨の位置が予測できます。

第1部　歯周組織検査の必携ツール　エックス線写真に強くなろう！

② 骨吸収の種類の判定

骨吸収は、水平性骨吸収と垂直性骨吸収（くさび状骨欠損）の2つに大きく分けられます。

水平性骨吸収はエックス線写真で判断することが可能です。しかし垂直性骨吸収は4つの種類に分類され、これらの種類をエックス線写真診査だけで判断することは困難です。

実際の臨床では、骨吸収自体もそれぞれの4つの種類にはっきり分かれているわけではなく、何種類かが混在して複雑な骨吸収を作っています。

そのいくつかの骨吸収の種類も、エックス線写真に映し出してみると大きな違いがなく見えてしまうことが多く、垂直性骨吸収の判断にはエックス線写真だけではなく、プロービングを参考にして、より立体的に骨吸収をイメージしていく必要があります。

● **同じように見える骨吸収像でも、実際はまったく違う骨吸収になっています**

エックス線写真では……

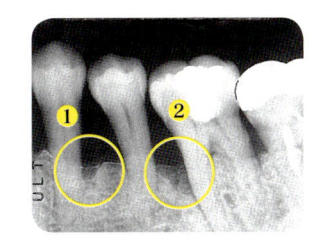

デンタルエックス線写真では①、②ともに同じような骨吸収像を示しています。

同じ症例を、CTで見てみると……

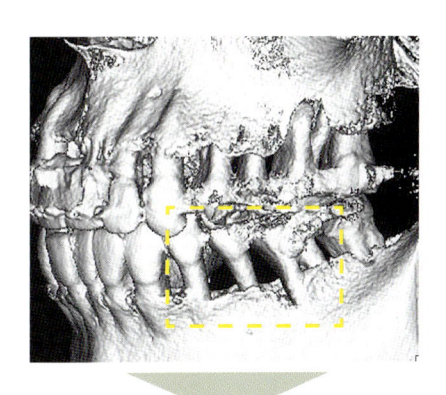

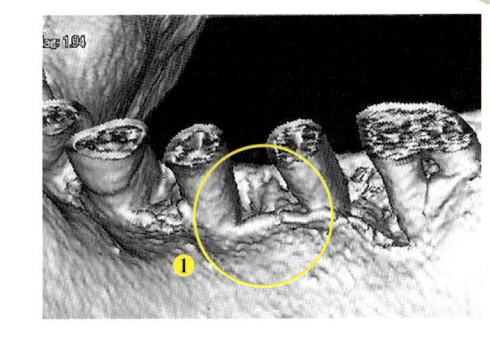

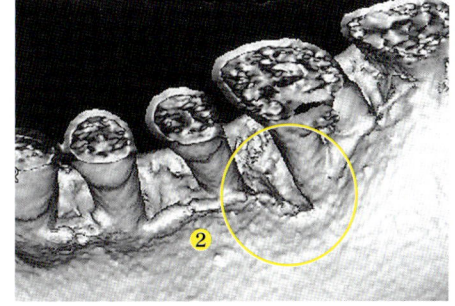

①と②の骨吸収の状況がまったく異なることがわかります（①は3壁性、②の上部は2壁性、根尖付近は3壁性の骨吸収です）。デンタルエックス線写真では判断はつきませんでした。

● **覚えておきたい　垂直性骨欠損の4つの種類**

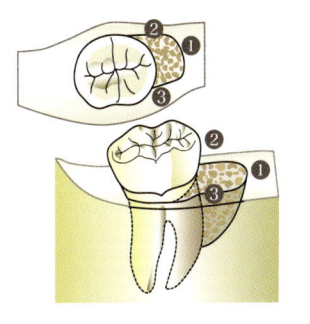

3壁性 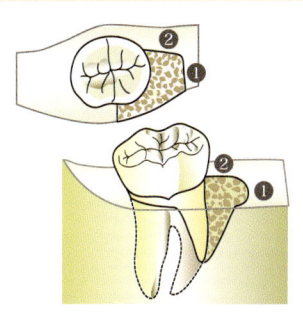　　　　2壁性 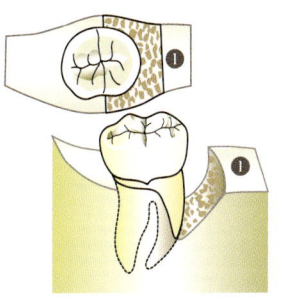　　　　1壁性 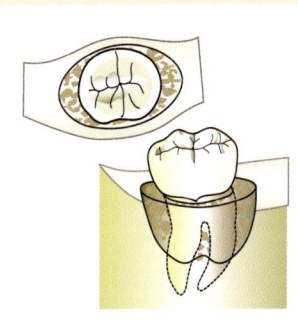　　　　4壁性

25

③　見えない破折線

失活歯に多いトラブルとして破折があげられます。破折は、破折線の位置や破折の程度によってはエックス線写真上で確認できる場合もありますが、エックス線写真では確認できないことも多く、プロービング、打診痛、咬合痛、動揺度など他の診査・検査とあわせて考えます。

● **エックス線写真では見えない破折線もある**

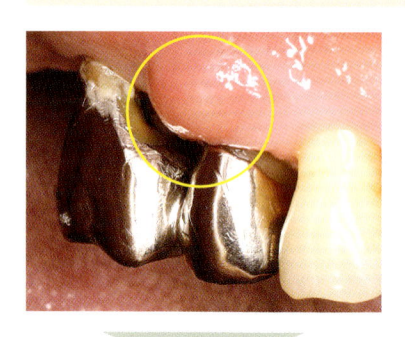

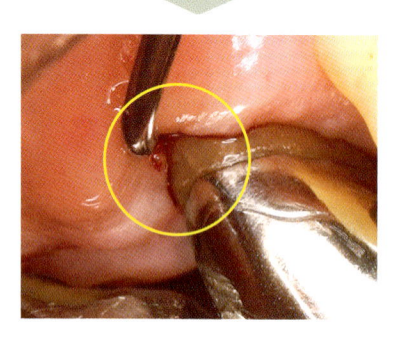

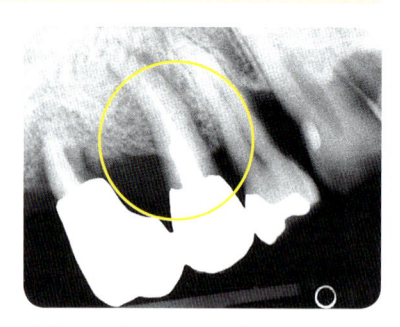

歯肉には著しい腫脹が認められましたが、デンタルエックス線写真上では、とくに原因となる情報は読み取れませんでした。

しかし頬側には縦に走る破折線が認められ、プロービング値は7mmでした。

④　歯槽骨の裂開・開窓

歯槽骨は歯周病になってはじめて吸収されますが、実は歯槽骨と歯の植立関係によっては、もともと部分的に骨がない場合があります。しかし、それらは二次元のエックス線写真では確認することはできません。

ただし骨のない部分でも歯根膜は存在し、付着は保たれています。

● **歯槽骨の裂開と開窓は二次元のエックス線写真では確認できない**

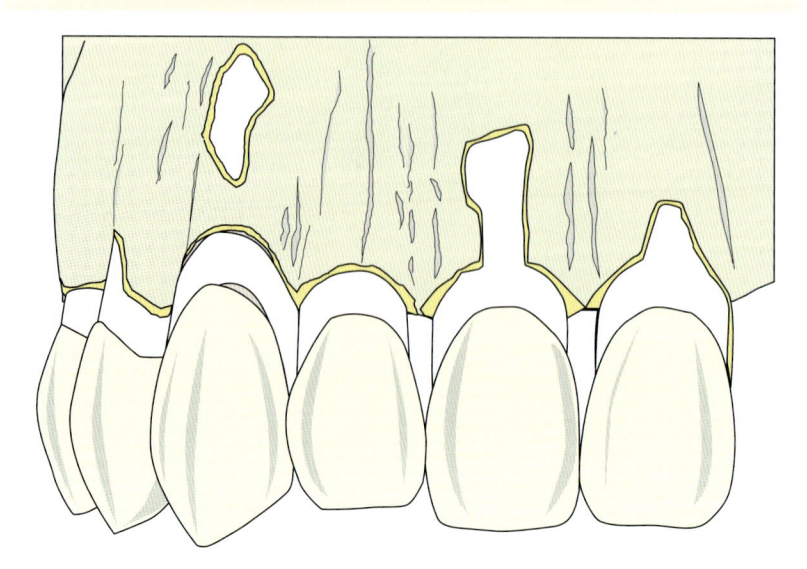

26

2

新人必読！　歯周組織検査
まずこれだけは
取れるようにしよう

まずこれだけは
しっかりと取れるようにしよう

以下に示す歯周組織検査チャートをしっかりと完成できるように、トレーニングをしていきましょう！

ポケットの深さ
数値には誤差があるということをはっきり認識していますか？
隣接面の測り方は適切ですか？
根分岐部はありましたか？

動揺
生理的な動揺も考えていますか？
1度と2度、そして3度の違いを把握していますか？

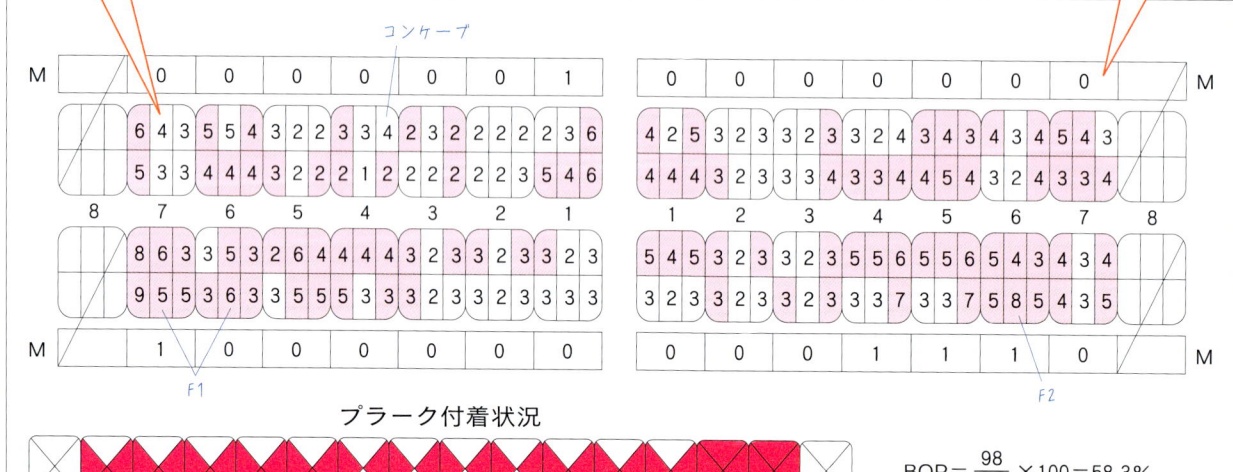

	コンケーブ							

M 　 0 　 0 　 0 　 0 　 0 　 0 　 1 　　　　0 　 0 　 0 　 0 　 0 　 0 　 0 　 M

| 6 4 3 | 5 5 4 | 3 2 3 | 3 4 | 2 3 | 2 2 | 3 6 |　| 4 2 5 | 3 2 3 | 3 2 3 | 3 2 4 | 3 4 4 | 3 4 4 | 5 4 3 |
| 5 3 3 | 4 4 4 | 3 2 2 | 2 2 | 2 2 | 2 2 | 5 4 6 |　| 4 4 4 | 3 3 3 | 3 4 3 | 3 4 4 | 4 5 4 | 3 4 4 | 4 3 3 |

8　　 7　　 6　　 5　　 4　　 3　　 2　　 1　　 1　　 2　　 3　　 4　　 5　　 6　　 7　　 8

| 8 6 3 | 5 4 4 | 4 4 4 | 3 3 4 | 3 3 3 | 3 3 2 | 3 2 3 |　| 5 4 5 | 3 2 4 | 3 4 5 | 5 5 5 | 5 6 4 | 5 4 3 | 3 4 4 |
| 9 5 5 | 3 6 3 | 3 5 5 | 3 3 3 | 3 3 3 | 3 3 3 | 3 3 3 |　| 3 2 3 | 3 2 3 | 3 3 2 | 3 3 7 | 5 8 5 | 4 3 4 | 3 3 5 |

M 　 1 　 0 　 0 　 0 　 0 　 0 　 0 　　　　0 　 0 　 0 　 1 　 1 　 1 　 0 　 M

　　↑F1　　　　　　　　　　　　　　　　　　　　　　　　　　　　　　　　↑F2

プラーク付着状況

8　7　6　5　4　3　2　1　1　2　3　4　5　6　7　8

$BOP = \frac{98}{168} \times 100 = 58.3\%$

$PC = \frac{70}{112} \times 100 = 62.5\%$

※F＝根分岐部病変

プラークの付着
唾液がいっぱいの口腔内で、薄いプラークが見えていますか？

出血
初診時の出血と再評価時の出血カウントのしかたは一緒ですか？
初診時に出血の多い患者さんはどのようにカウントしていますか？

検査を行うポジショニング

検査を行う際のポジショニングを考えたことはありますか？

基本的には、検査を行いやすい位置から測定していけばよいのですが、明らかに測定しにくく、そして観察しにくいポジションで測定している方も見られます。

検査は口腔内全体を観察しなければなりません。ゆえに、口腔内全体が見やすく、各検査が行いやすいポジションを意識的に確保するようにしましょう。

● こんなポジショニングで検査をしていませんか？

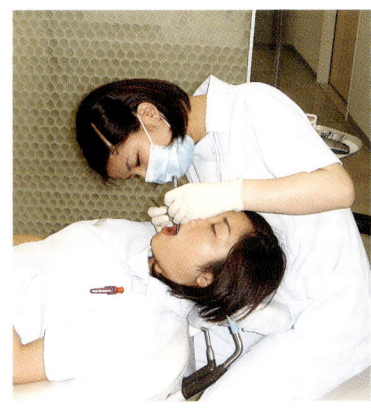

この写真に違和感を感じませんか？ 新人によくある姿勢です。

患者さんの多くは、チェアを倒したとき、頭部がヘッドレストの下の方に位置しています。そのまま口腔内を見始めると、とても見にくく、見るためにのぞくように無理な姿勢にしなければなりません。
これでは術者の疲労度が高くなるうえ、口腔内がよく見えません。

● 歯周組織検査時におすすめのポジショニング

患者さんの位置

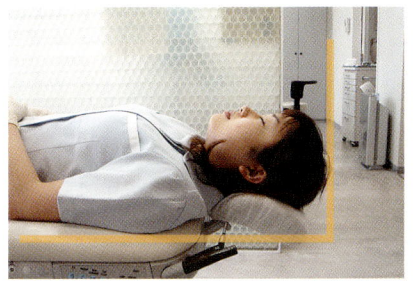

背面版をフラットにして、患者さんにはヘッドレストのギリギリまであがってきてもらうと、口腔内全体が見やすくなります。

術者の姿勢

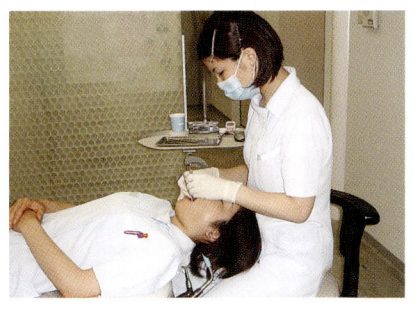

患者さんが正しい位置にセッティングできると、自然と口腔内全体が見やすく、検査の1つ1つも術者に負担なくやりやすくなります。

検査部位・種類によって場所を移動しよう

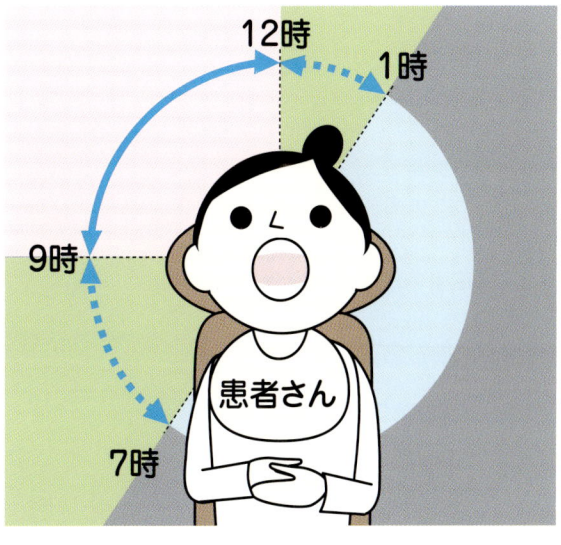

12時／1時／9時／7時

ほとんどの検査は9時〜12時の位置で測定可能でしょう。口腔内の状態や測定の仕方によっては、7時や1時のポジションも使う場合があります。

しっかり測定できる！ 歯周組織検査パーフェクトブック

プラークの付着状況を把握しよう！

歯周病を治療し、健康を維持させるためには、原因である細菌をコントロールすることが必要です。細菌を減少させる量は宿主の免疫力によるので、その患者さんにあったプラークコントロールレベルを見つけてあげることが、私たち歯科衛生士の仕事の1つにもなっています。

では、どのくらいプラークの量を減らしておけば、生体を治癒に導きやすく、そして健康も維持されやすいのでしょうか？その目安はプラークスコア平均20％といわれています。これはAxelssonとLindheら（2004）の長年の研究から出た結果です。

筆者らはこの研究をもとに20％以下を目安にしています（ただし状態によっては細やかな管理が必要になる場合もあります）。

プラークチャートをつけよう

歯周基本治療において、プラークの付着状況の測定は必ず必要です。初診時、再評価時、再々評価時はもちろん、ブラッシング指導のときなど、患者さんのモチベーションが必要なときや、プラークコントロールに変化が生じたときにも、プラークチャートに記載し活用しています。

測定での注意ポイント

① 測定はプラークの量ではなく、プラーク有無を見る

② 歯頸部付近のプラークのみ測定し、歯冠部のプラークはカウントしない

③ 全顎的なプラークの付着状態は、プラークスコアとしてパーセントで数値化する

● O'Learyのプラークコントロールレコードに強くなろう

O'Learyのプラークコントロールレコード（Plaque Control Record：PCR）とは

口腔内全歯を、各歯4面（頰側・舌側・近心面・遠心面）に分割し、各面の歯頸部付近のプラークの有無を測定して数値化したもの

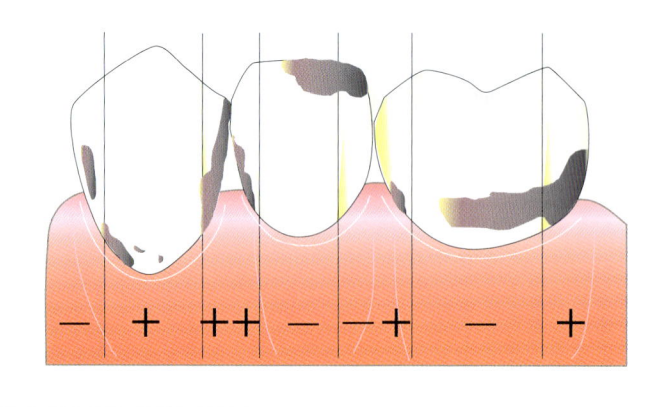

● プラークスコアの求め方

$$プラークスコア = \frac{プラーク付着歯面数}{被験歯面数} \times 100$$

プラークの付着状況の測定のしかた

プラークの付着状況は、歯周組織検査時のほか、口腔衛生指導時にも測定したりします。つまり、歯周治療においてはかなり高頻度で行う検査といえます。

測定方法としては、プラークを染色して測定する方法（赤染め法）と、エキスプローラーで触診する方法があります。

赤染め法は、プラークを読みとりやすいだけでなく、患者さんの視覚に訴える効果が挙げられます。しかし、全顎の染色を行うと、その除去に時間がかかるとともに、舌や歯肉、口唇が赤く染まってしまうことから、検査後の患者さんへの配慮が欠かせません。

エキスプローラーによる触診は、赤染め法のような時間的ロスがありません。

● プラークの測定　赤染め法

プラークを染色し、歯頸部に残っているプラークの有無を測定します。

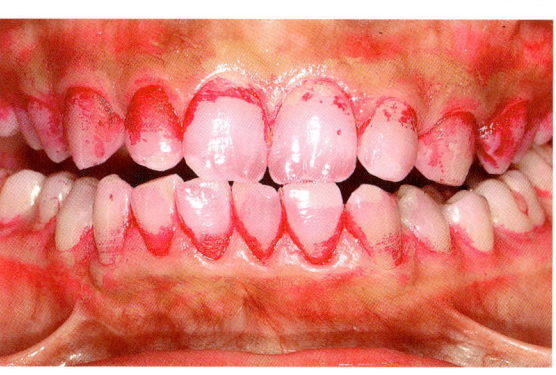

● プラークの測定　エキスプローラーによる触診

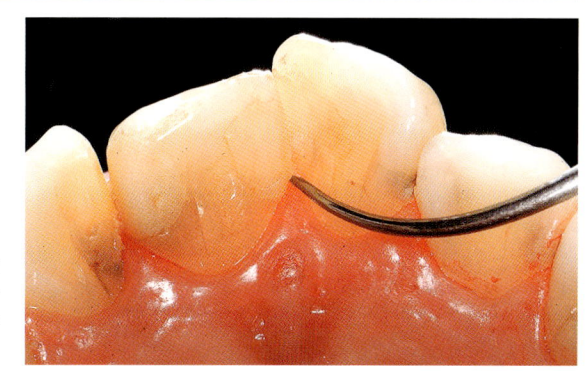

エキスプローラーを使って、歯頸部を一層なぞってプラークの有無を測定します。

知っててよかった！　その② 　効率よくプラークを確認しよう

プラークの測定は、他の検査に比べて、そこまでの緻密性を必要としていない検査かもしれません。しかし測定のしかたによっては、測定されたパーセンテージが本来の状態とはかけ離れた結果になります（☞33ページ参照）。ちょっとした注意で防ぐことができるので、ここで紹介する2つのことには特に気をつけましょう。

① プラークチャートの測定後に、プロービングを行うと…

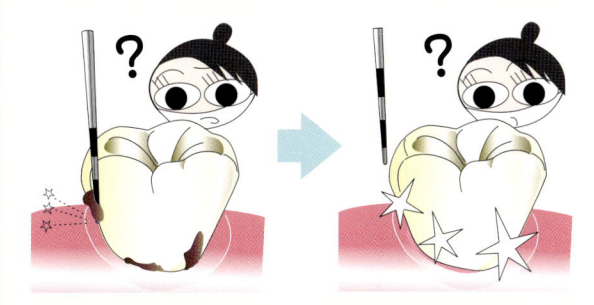

プロービングを先に行うと、プローブで歯面をこすることでプラークが取れてしまったり、プラークによってプローブの数値が読みにくいときは、プラークを除去してから測定してしまうことがあります。

② 隣接面のカウントは、必ず頬舌側の双方からカウントする

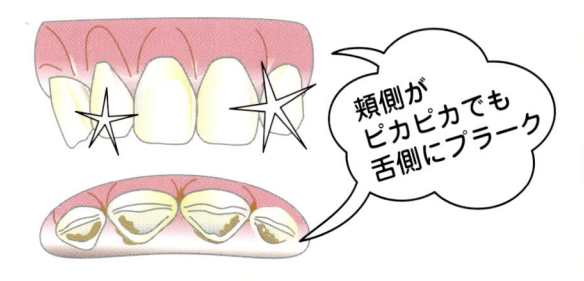

頬側がピカピカでも舌側にプラーク

通常プラークは、頬側より舌側の隣接面に多く付着が認められます。測定しやすい頬側からのみでカウントしてしまうと、結果が大きく変わってしまいます。

31

① 測定時の目安

さて、実際どれくらいプラークが付着していればチェックするのでしょうか？　右に示した程度のプラークでも、しっかりとチェックしましょう。

チェック時は、エアーで歯を乾燥させ、エキスプローラーに付着したプラークをしっかりと落としてから次の部位の測定に移るようにしましょう。

● プラークのチェック量の目安はこれくらいです

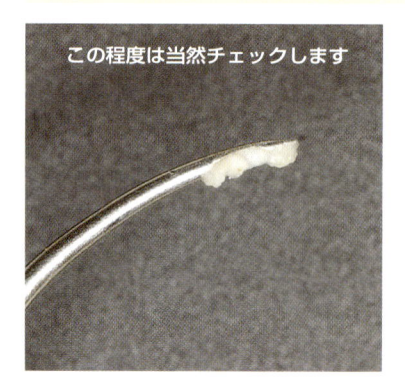

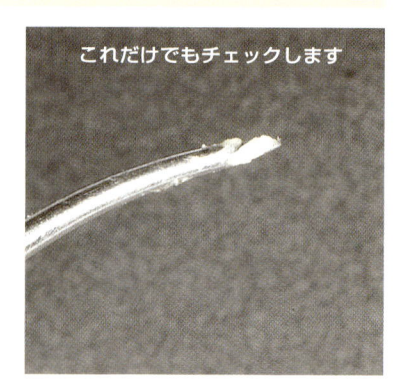

この程度は当然チェックします

これだけでもチェックします

● 1部位の測定が終わったら、プラークを落としてから次の部位へ

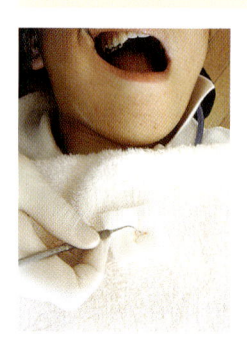

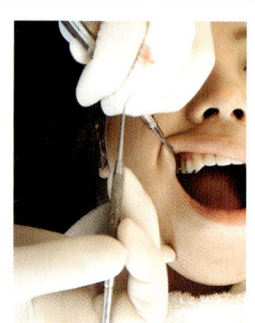

左：付着したプラークをふき取るワッテは、エプロンの上に直接おくよりも、胸元においたタオルの上において使用したほうがよいでしょう。
右：指にガーゼを巻いてプラークをふき取る方法もあります。

知っててよかった！　その③　赤染め法を効率よく行う方法

①染め出し前の患者さんへの配慮を忘れずに

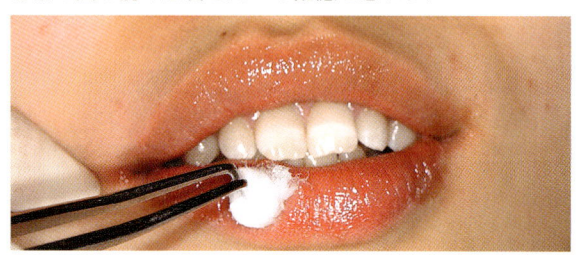

染色液の塗布前に、口唇や歯肉にワセリンやココアバターを塗っておくと、測定に必要な歯のみが赤く染まり、口唇や歯肉には残りにくくなります。

染め出した赤いプラークが口腔内に残ったままでは、患者さんにとっては気持ちのよいものではありません。きちんと染色液を取り除かなければなりません。しかしこれは意外と大変。歯ブラシやPMTCで除去するのもよいですが、エアースケーラーに装着するソニックブラシを用いると、とても早く除去できます。

②染め出し時は、染色液を選びましょう

染色液の種類もいくつかあります。染まり方に差があるので、いろいろ試してみましょう。

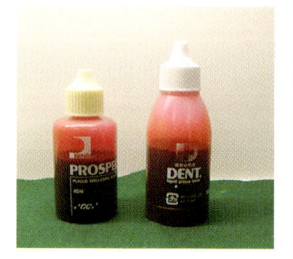

③染め出し後（測定後）は、効率よく除去しよう

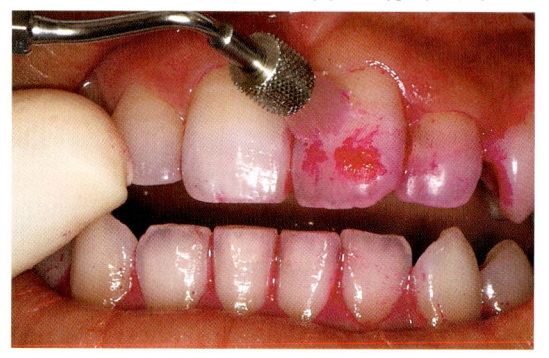

第2部　新人必読！　歯周組織検査 まずこれだけは取れるようにしよう

② どの測定法が間違っていますか？………測定法の違いに見る測定結果の違いを理解しよう

例題　この歯面のプラーク付着状況を測定せよ！

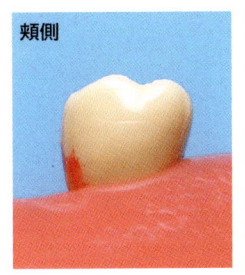

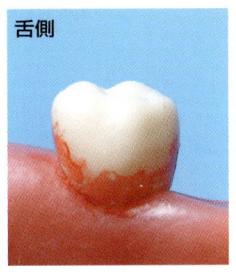

頬側　舌側

この模型の歯に付着したプラーク（赤）を測定するとします。
さて、以下の3つの方法のうち、誤った測定をしてしまうおそれがあるのは、どれでしょうか？

方法1　カウント4点＆記入4点測定法

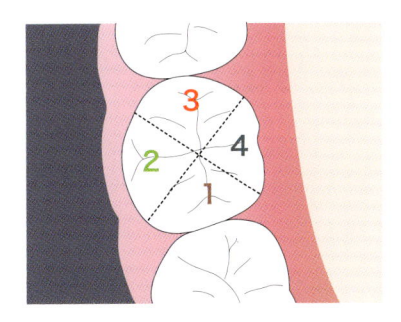

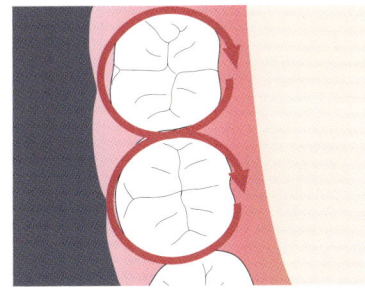

★1歯ずつカウントしていきます。
★まず、遠心面の頬舌側のどちらかにあれば＋とします。そのまま頬側中央部をカウントします。
★また近心面の頬舌側のどちらかにあれば＋とします。最後に舌側中央部をカウントします。

方法2　カウント6点＆記入4点測定法

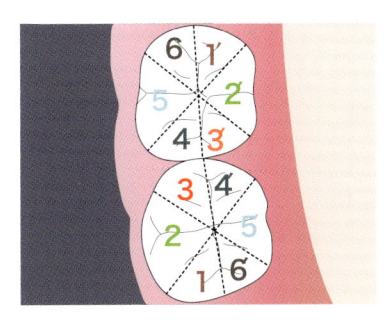

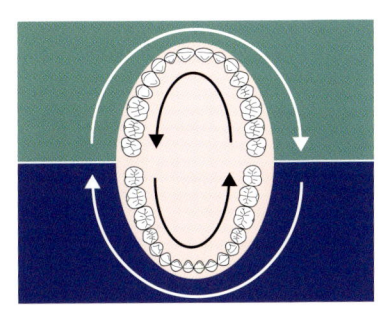

★頬側と舌側を分けてカウントします。
★頬側の遠心面・中央部・近心面をそれぞれカウントします。
★頬側のカウントが終わったら、舌側の近心面・中央部・遠心面をそれぞれカウントします。
★近心面・遠心面では、頬舌側のどちらかに付着していれば＋とします。

方法3　頬側3点＆舌側1点測定法

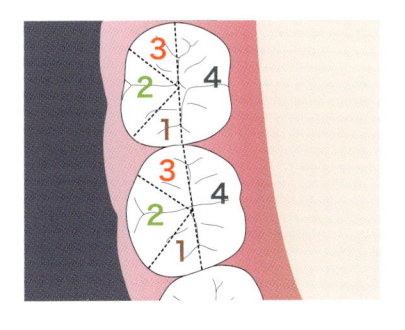

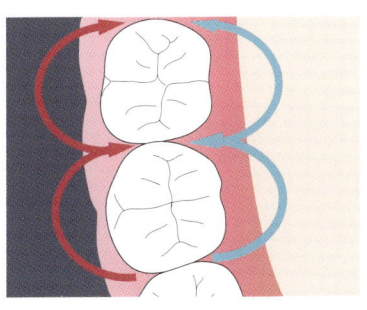

★頬側と舌側を分けてカウントします。
★頬側のみ歯面を3分割し、遠心面・中央部・近心面と分けてカウントします。
★頬側が終わったら、舌側を分割せずに、近心面・中央部・遠心面のどこかに付着していたら＋とします。

33

こたえ　方法3のみ、測定結果に違いが生じる

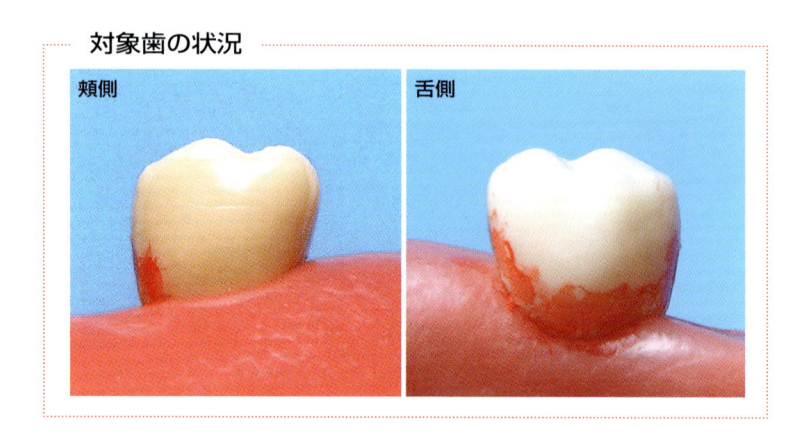

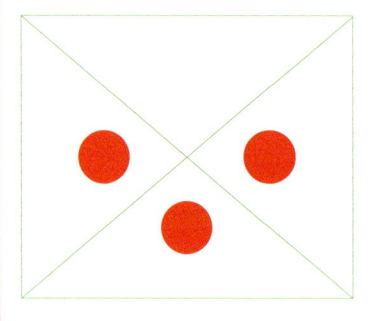

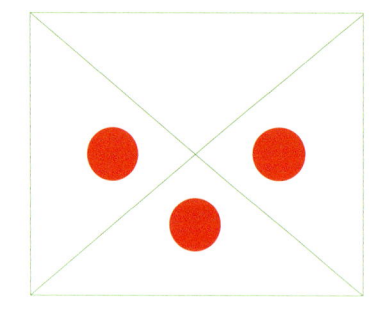

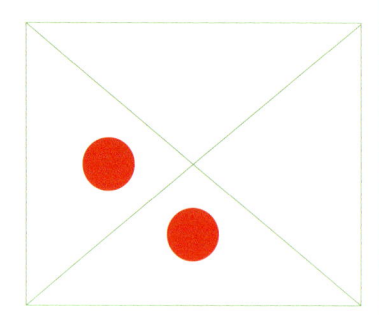

対象歯の状況
頬側　　舌側

方法1 測定結果　　**方法2** 測定結果　　**方法3** 測定結果

方法3の測定方法だけ、他との結果に違いが出ました。
方法3は、頬側中心に測定できるので、簡易的に応用できそうですが、数値が実際よりかなり低くできてしまうので、測定法としては適切ではないと考えます。

つまり臨床現場では

プラークの付着状況の測定は、方法1か方法2で行いましょう！

方法1
カウント4点＆記入4点測定法

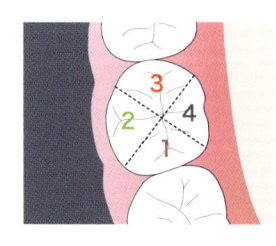

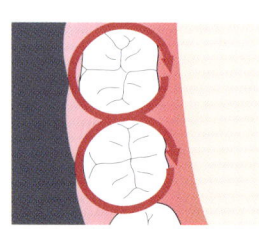

方法2
カウント6点＆記入4点測定法

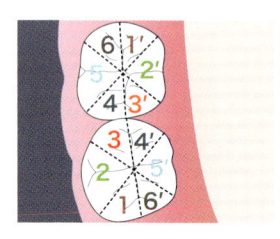

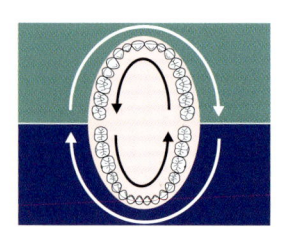

ポケットの深さを測定しよう
〜プロービング〜

ポケット測定でまず習得したいのは、「正確にポケットの深さを測ることができる」ということです。
とても簡単そうですが、やってみると意外と難しいところがあります。
それではよくある注意ポイントを、以下から解説していきましょう。

ポケットの深さ測定のための最重要基礎知識

私たちが日々大きな指標にしているプロービングの深さが、組織学的なポケット底で止まっていないことをまず知っておかなくてはいけません。その位置は、測定時の口腔内の状態によって違いが出てきます。組織の状態に応じて、測定時には大まかなイメージをつけることが大切です。

● プロービングの深さとポケット深さの違いを理解しよう

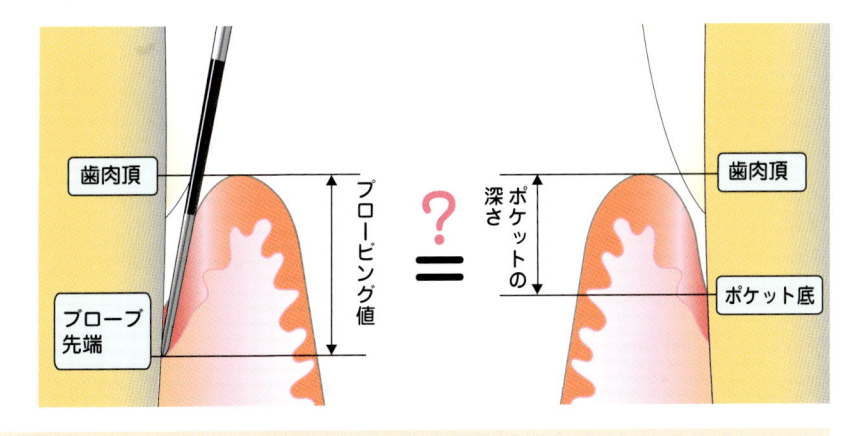

歯肉頂／プローブ先端／プロービング値　≠　歯肉頂／ポケット底／ポケットの深さ

● プローブはどこまで入ってる？　どこまで入る？

健康な歯肉の場合
通常、健康な歯周組織の場合、プローブは上皮付着の中で止まります。

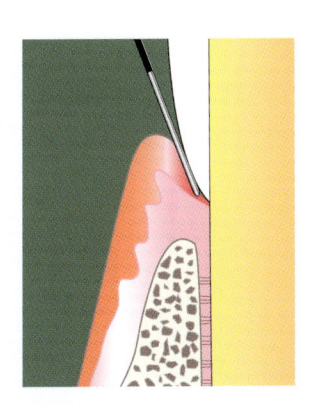

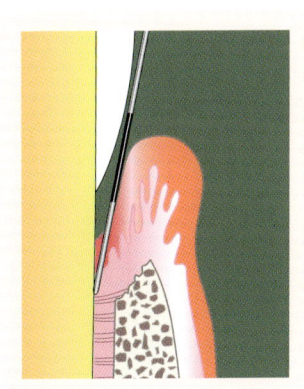

歯周炎の場合
歯周炎に罹患していると歯肉には発赤・腫脹などの炎症症状が認められ、歯肉がかなり緩んでいます。プローブは容易に上皮付着を突き抜け、結合組織性付着の中で止まります。

プローブの持ち方

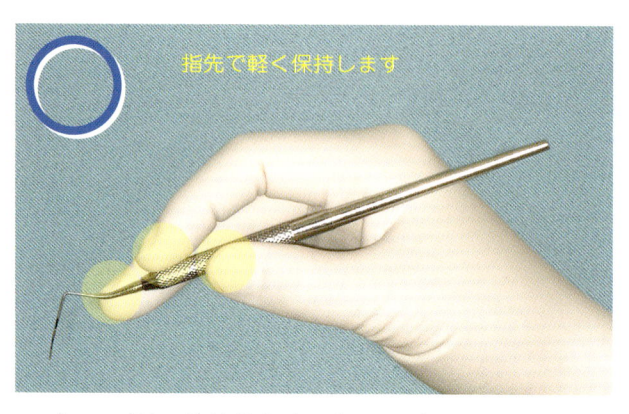

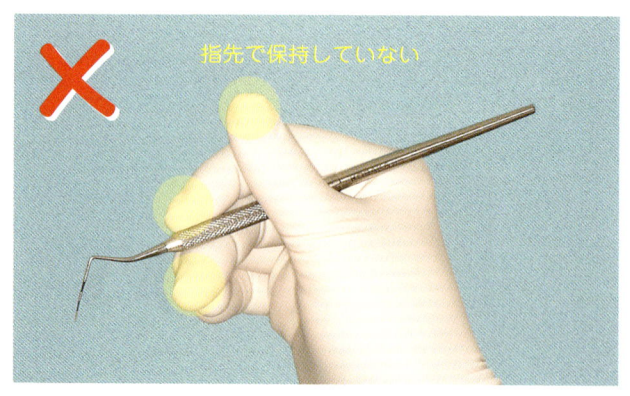

○ 指先で軽く保持します
× 指先で保持していない

　プローブは、執筆状変法で持つのが基本です。さらに、どの部位にも自由自在に挿入できるようにすること、そして歯周組織の性状や形態の確認をするためには指先の感覚が必要になることから、指先で軽く保持するようにしましょう。

プローブの把持力

○ 後ろから引っ張って抜ける程度の把持で圧をかけるとちょうどよい
× 指に力が入りすぎている

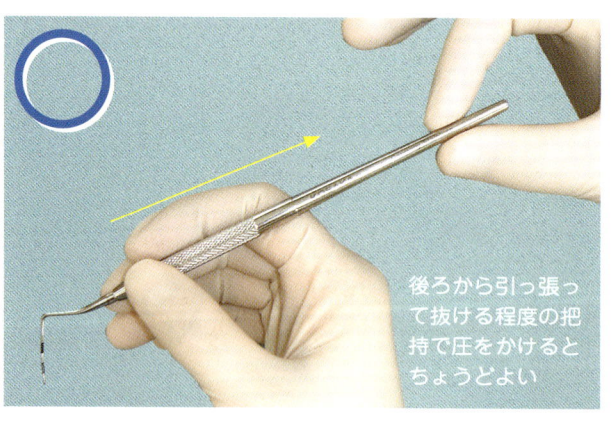

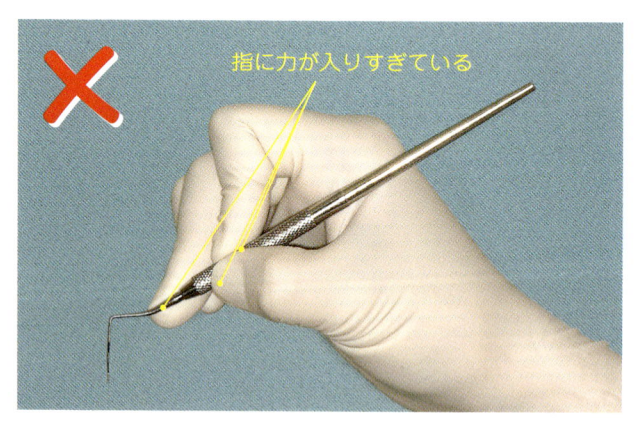

　プローブの把持力はさほど強く把持する必要ありません。筆者は「後ろから引っ張って抜ける程度の力で把持するように」と指導しています。

プロービング圧

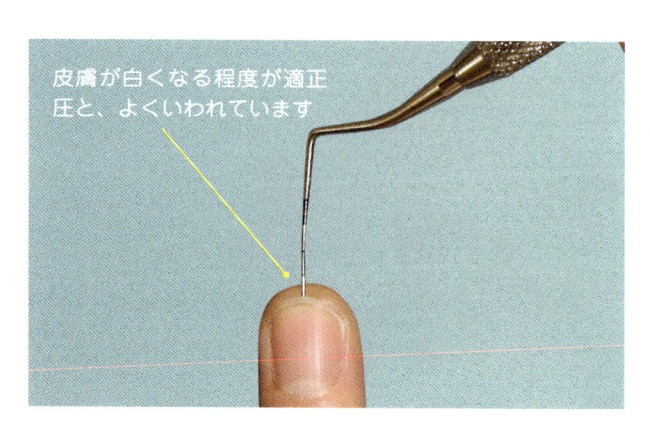

皮膚が白くなる程度が適正圧と、よくいわれています

　プロービング圧は20～25gといわれています。数値で力を現しても、実際にはわかりにくいものです。よく「ツメの間に入れて皮膚が白くなる程度」といわれています。

プロービング時のポジショニング

プロービングは、圧をかける必要のない検査なので、患者さんの位置をハイポジションにし、数値を読み取りやすくします。

また、術者の位置は9時から12時のあいだで、測定部位にあわせて少しずつ移動しながら測定します。

● プロービング時のポジショニング

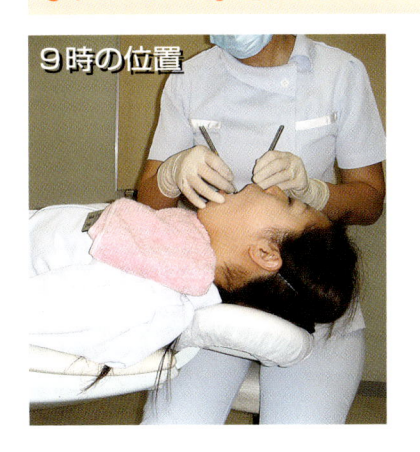

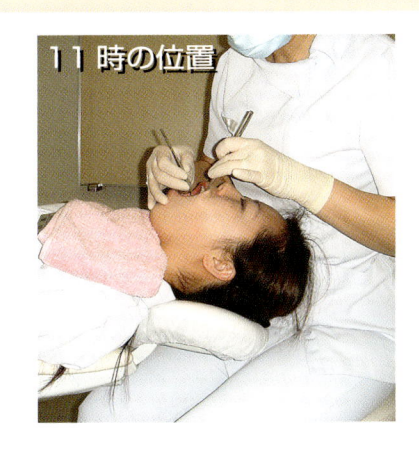

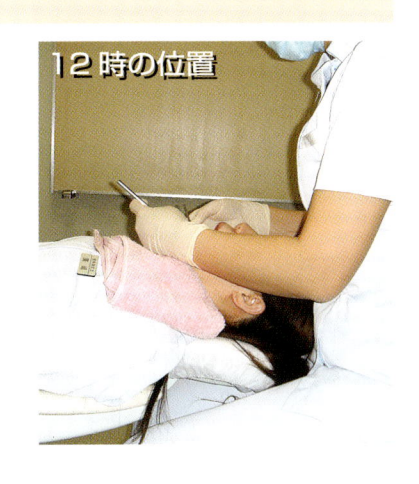

9時の位置　　11時の位置　　12時の位置

プロービング時のレスト

プロービングは20～25gというソフトタッチで測定するため、プローブそのものを軽く把持します。そのためポケット内挿入時に不安定になりやすい傾向があります。

レストは、口腔外に軽く求めるほうが安定し、挿入もしやすくなります。

● プロービング時のレストの例

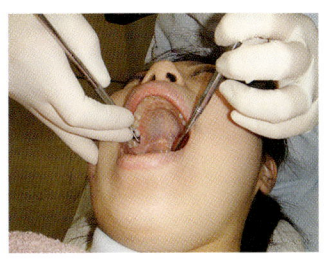

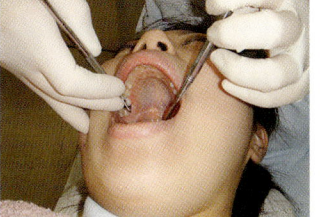

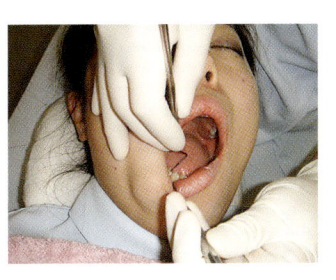

上顎右側舌側測定時

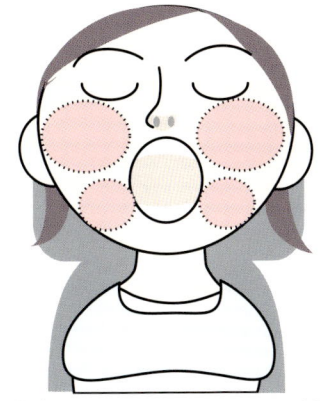

上顎左側頬側測定時

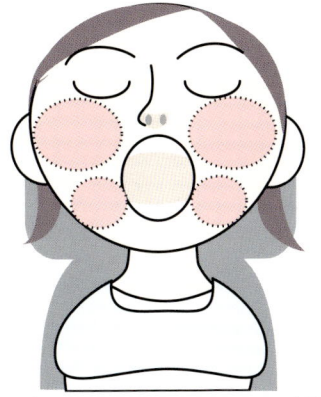

下顎右側舌側測定時

下顎左側頬側測定時

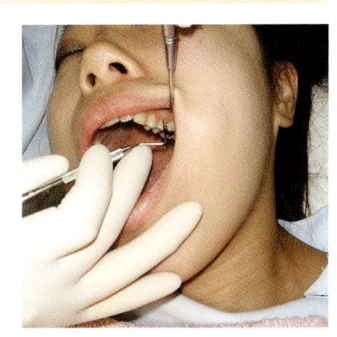

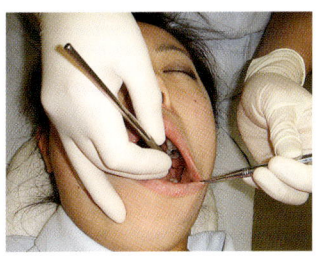

ポケットの深さの測定法

① どの位置を測定する？　1点・4点・6点法

　ポケットの深さの測定方法（プロービング）には、1点法、4点法、6点法があります。臨床において、基本検査では1点法を用い、精密検査には6点法を用いています。

　歯周治療を行うにあたっては4点法か6点法を、診査資料として使っていくとよいでしょう。

● ポケット測定位置

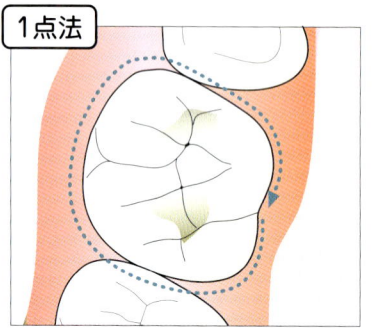

1点法

1点法は、歯の全周を測定し、もっとも深い数値をカウントします。

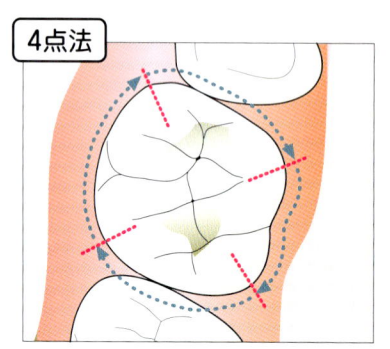

4点法

4点法は、歯を頬側面・舌側面・近心面・遠心面の4つに分割して、その各面のなかでもっとも深い数値をカウントします。

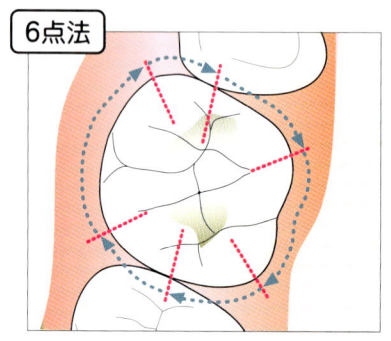

6点法

6点法は、まず4点法と同様に頬側面・舌側面・近心面・遠心面の4つに分割し、さらに近心面と遠心面を頬舌側の2面に分割して、その各面の中でもっとも深い数値をカウントします。

知っててよかった！　その④　気をつけよう境界線

　4点法も6点法も隅角部を分けて測定しますが、いうまでもなく歯には境界線はありません。

　下の模型写真にあるように、頭の中で歯冠部の隅角豊隆部に線を引いてイメージしてみてください。そのまま線を歯頸部まで延ばしていったところが境界線です。

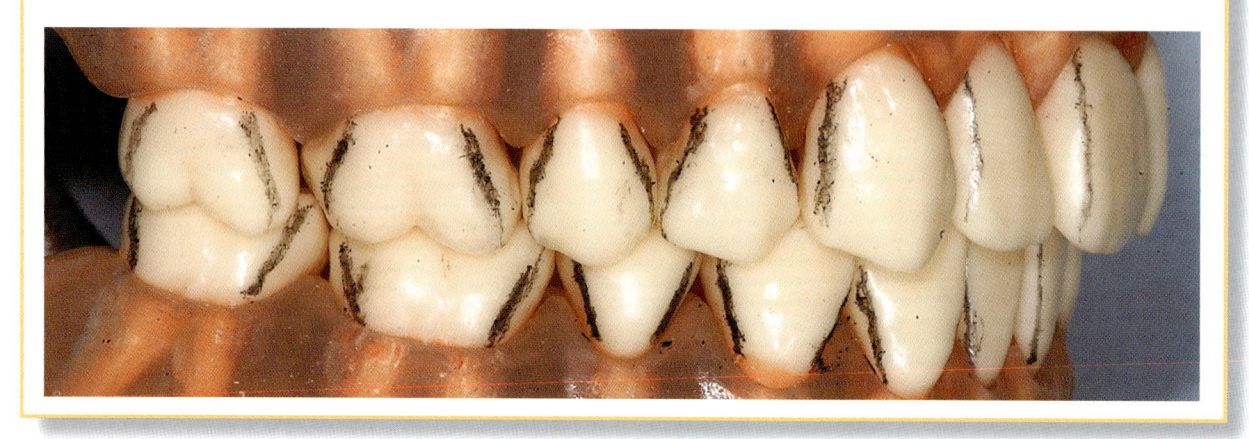

② プローブの挿入

頬側面・舌側面の測定

プローブは歯軸に平行に挿入します。プローブの先端が歯面から離れないようにしましょう。

舌側の数値が読みにくい部位は、ミラーを上手に使って読み取りましょう。

● 頬側面・舌側面への挿入

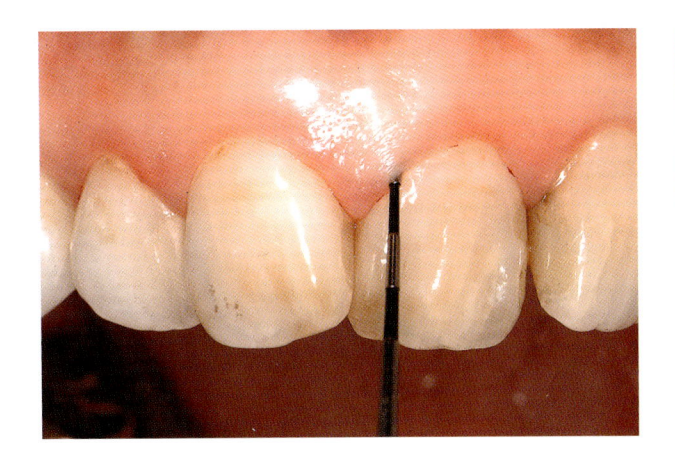

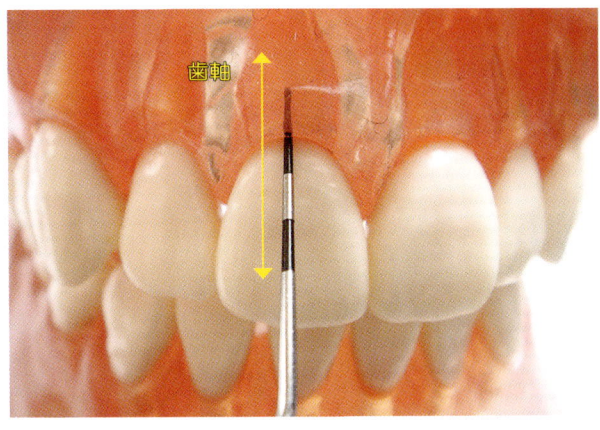

通常は歯軸に平行に挿入していきます。

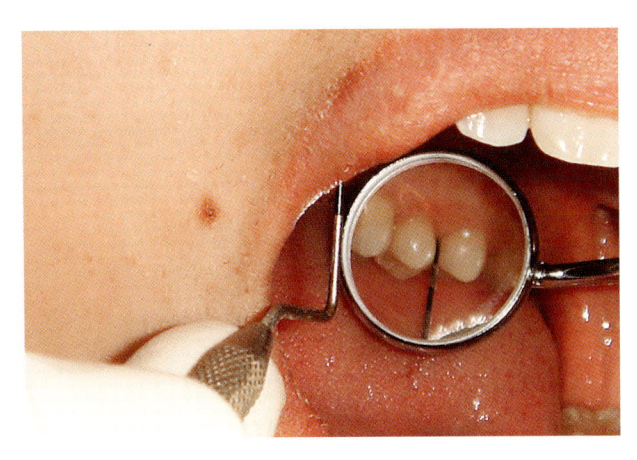

舌側の見えにくい位置はミラーテクニックでカバーします。

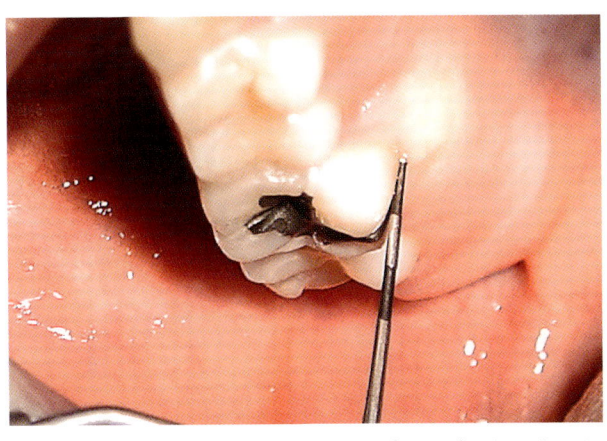

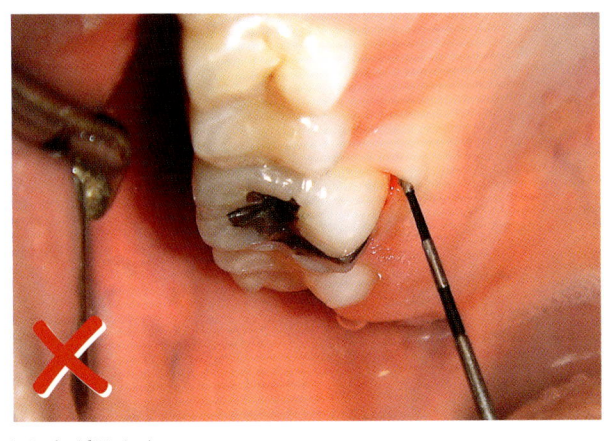

歯冠の豊隆が大きい場所は、なるべくプローブを歯に沿わせるように心がけます。

コンタクト直下の測定

コンタクト直下は、測定がもっとも難しく、測定結果に誤差が生じやすいところです。舌側の遠心面など狭い口腔内ではプローブも挿入しにくく、さらに歯の影になってしまい、目盛も読みにくくなります。

これらを十分意識して、エックス線写真を参考にしながら、見落としのないよう注意しましょう。

● コンタクト直下への挿入

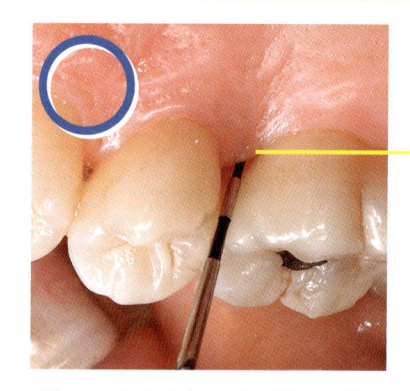

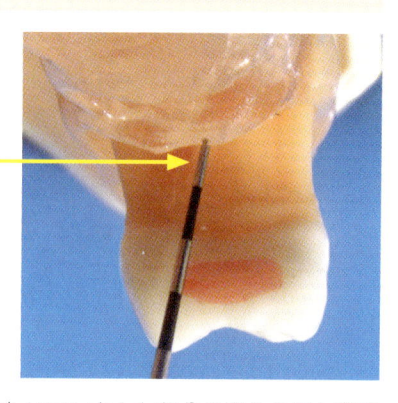

正しいコンタクト直下の測定の仕方。だいたいコンタクト部分の半分の幅を意識して、コンタクト中央部分に両側から斜めに挿入します。

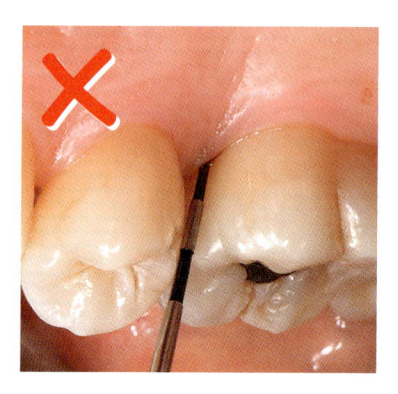

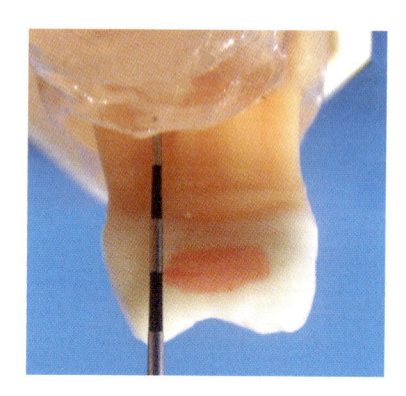

コンタクト直下は、歯軸に平行に挿入することはできません。コンタクトに沿って歯軸に平行に挿入したままだと、測定できない面が出てしまいます。

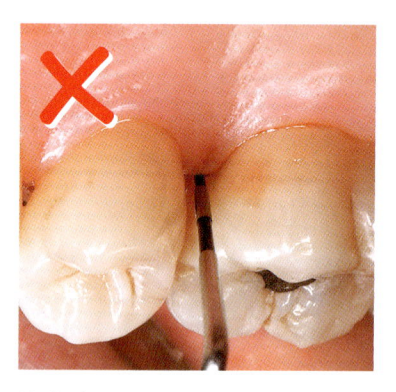

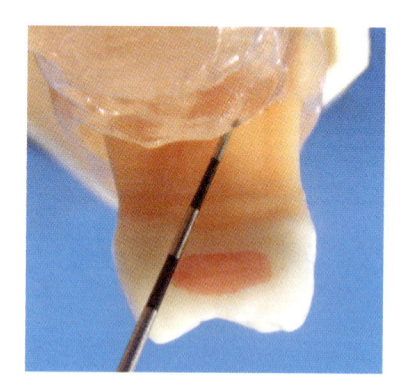

基準がなく斜めに挿入しているだけでは、測定するたびに数値にバラツキを生じ、問題点を正確に把握できません。

③ プローブの数値を読み取る

プローブの目盛りは1mm単位で読み取ります。しかし、臨床の場で迷う場合もしばしばあるでしょう。

迷ったときは問題を見逃さないために、深い数値でカウントしましょう。

● **プローブの目盛りの読みかた**

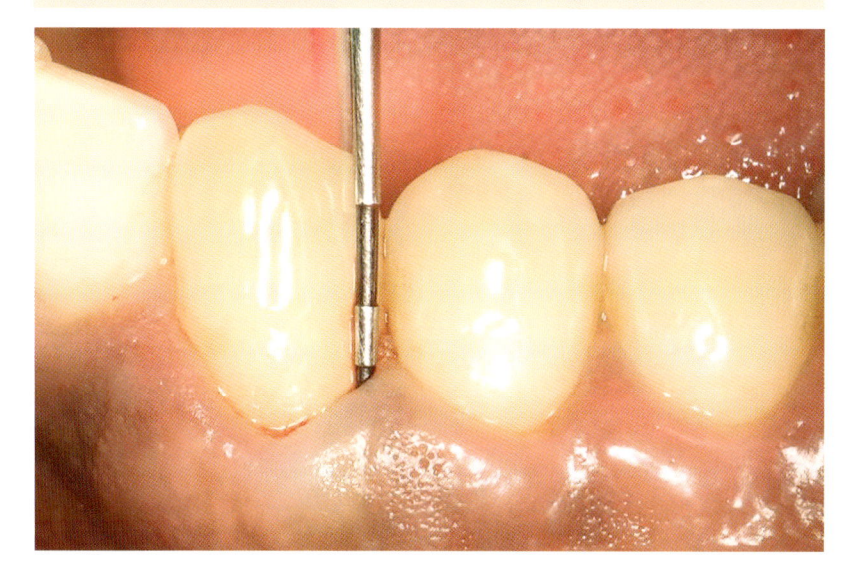

6mmジャスト

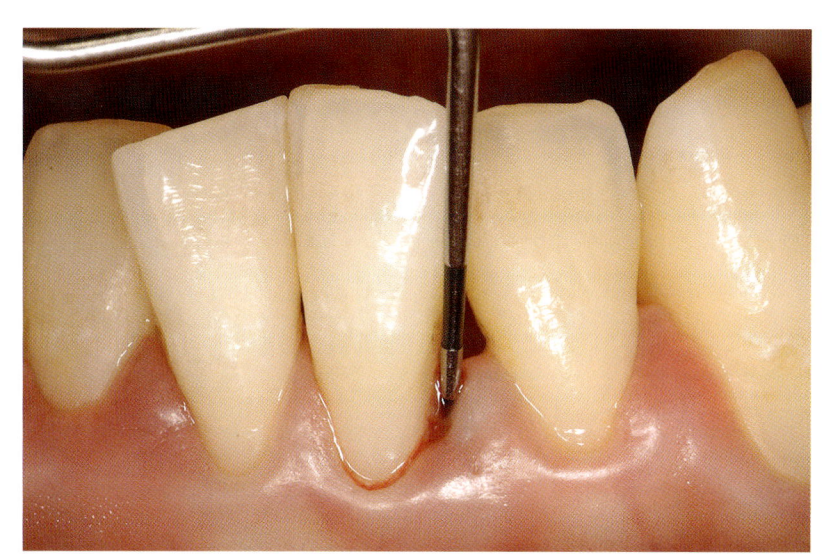

7mmでカウント

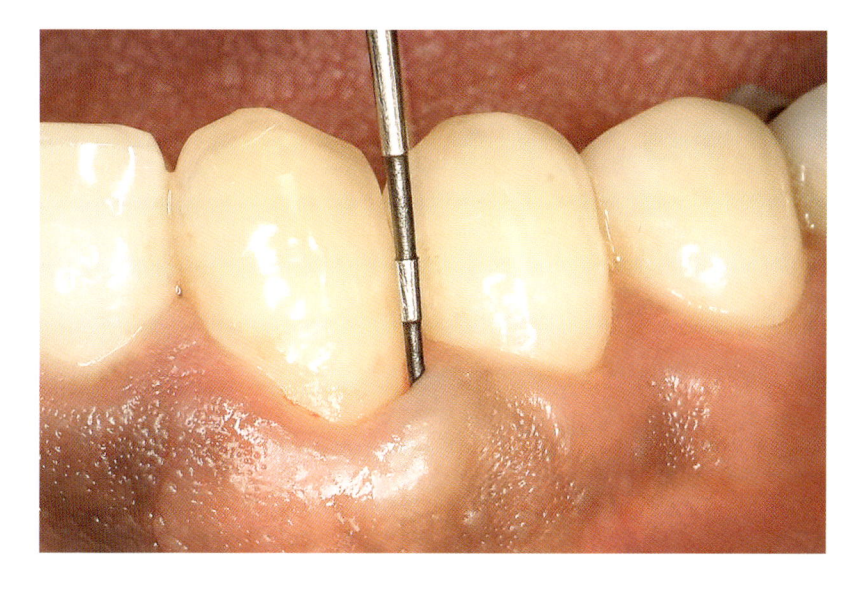

4mmでカウント

術者間誤差に注意する

プロービングの数値は、同じ部位を同じ日に測定しても、測定する術者が違うと数値が違うことがあります。ゆえに持ち方や圧のかけ方など基本的な事柄をマスターして医院内で術者間誤差が生じないよう、トレーニングしましょう。しかし完全に誤差をなくすことは難しいため、チャートには、その日に測定した術者名を記入するようにしましょう。

● 術者間誤差に注意しましょう

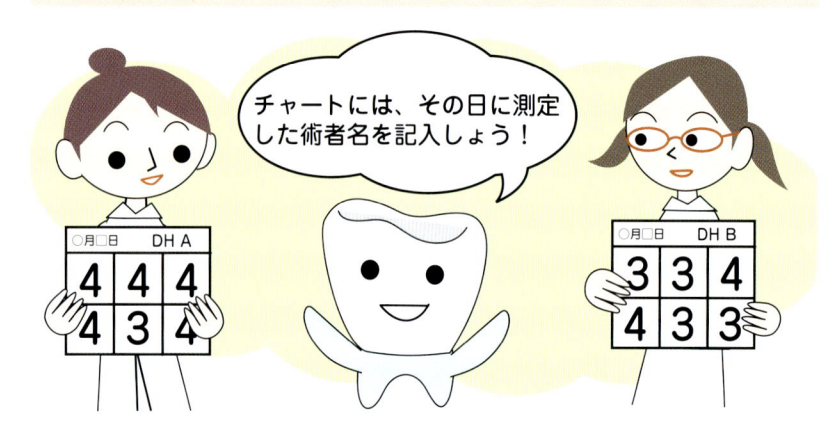

チャートには、その日に測定した術者名を記入しょう！

術者内誤差にも注意する

プロービングの数値は、同じ術者が行ったとしても、結果が異なることもあります。術者の意識や体調・圧・ポジション、挿入方向などによっても影響されるでしょう。

初診時に比べ、再評価やメインテナンス時の測定時は、術者としてよい結果を出したいという心理的要素などが加わり、数値が浅くなってしまうこともあります。

● 術者内誤差にも注意しましょう

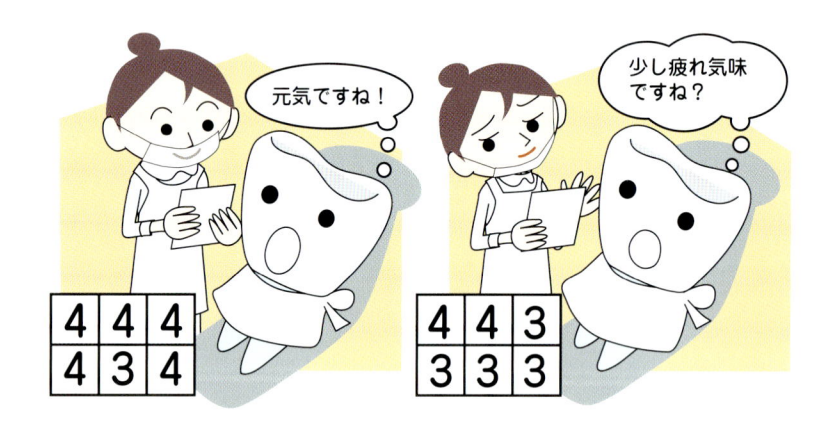

元気ですね！

少し疲れ気味ですね？

知っててよかった！　その⑤　器具によっても測定結果に誤差が生じる

プロービング値の誤差は、器具によっても起こることがあります。

プローブは1本1本、太さや重さ、目盛り表記が違います。太くて重いプローブで測定した数値と、細くて軽いプローブで測定した数値とでは、数値に誤差が生じやすいです。

ゆえに、測定時のプローブを医院で統一するか、もしくは初診時に使用した器具をチャートに記録し、同じ患者さんにはその後の測定も同じ器具を選択して測定するようにして、数値の誤差を防ぐようにしてみましょう。

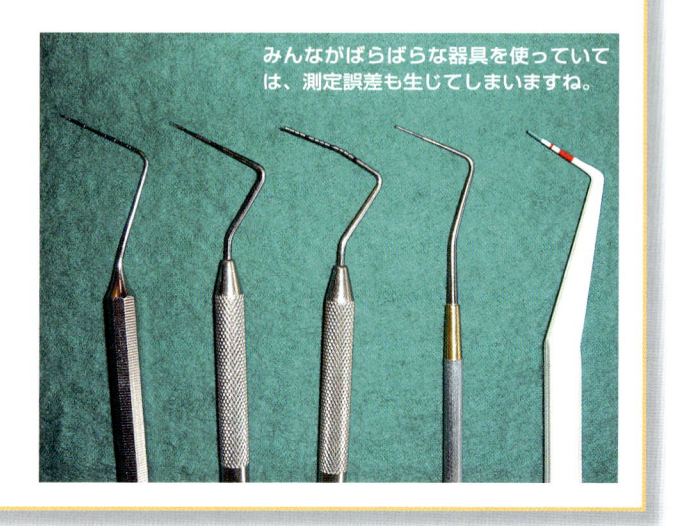

みんながばらばらな器具を使っていては、測定誤差も生じてしまいますね。

④ プローブのポケット内での動かし方〜ウォーキングプロービング〜

プロービングは、目には見えない部分の状態を把握するうえで重要な診査です。エックス線写真からの情報を参考にしてプロービングを行うことによって、術部を立体的に把握します。

しかしエックス線写真にはすべては写し出されません。そこで、プローブの先端がまるでポケット底を歩いているようにプローブを動かす、ウォーキングプロービングテクニックを用いて、より正確に状況を把握するようにします。

● **エックス線写真だけでは、ポケット底の状況は把握できない？**

ポケットの測定には、エックス線写真は欠かせません。しかしこのエックス線写真のように、複雑に骨吸収した歯周病の場合は、エックス線写真だけでポケット底の状態を把握することは、事実上困難です。プロービングで実際の状況を把握していく必要があります。

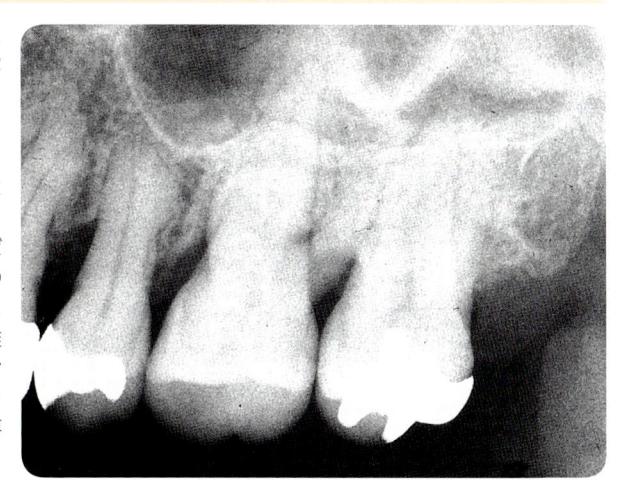

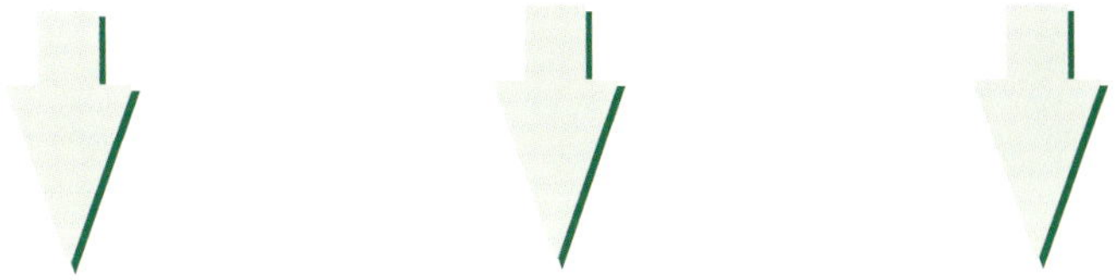

この時に用いるプロービングテクニックが、ウォーキングプロービングです

● **ウォーキングプロービングのしかた**

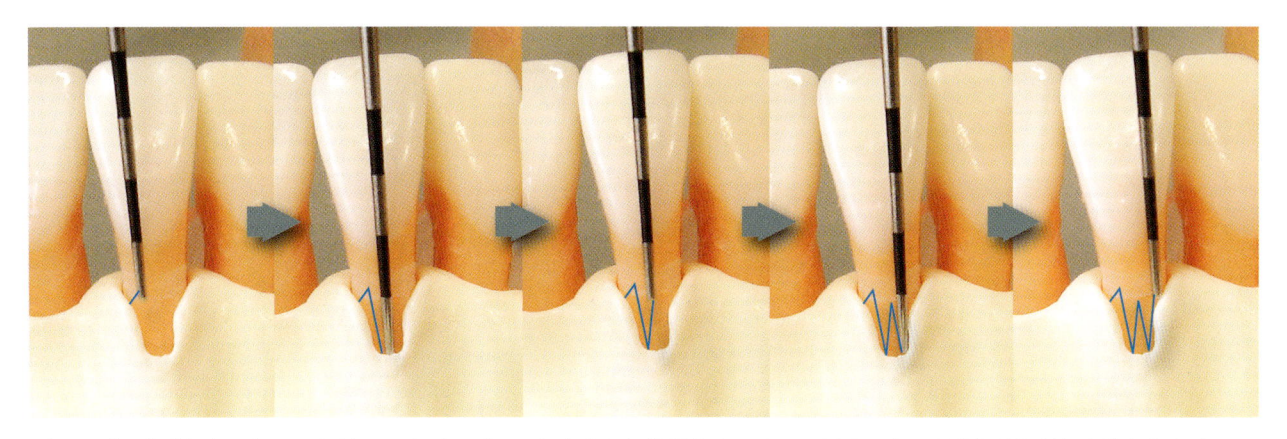

プローブの先端は歯面といつも接しており、ポケット底部から先端を1〜2mm間隔で上下運動させながら移動させます。

⑤ 測定しにくい部位をじょうずに測定するテクニック

頬側をうまく測定するテクニック

頬側は患者さんの頬の厚みと強さなどの度合いで測定のしやすさが左右されます。

頬側を測定するときは、口を少し閉じぎみにして、頬粘膜の伸びを使うと、器具も挿入しやすく、また視野も広がるので数値も読みやすくなり、測定しやすくなります。

● 頬側の測定時には、口を閉じぎみにしてもらう

狭くて見えない！

広くてよく見える！

口を閉じると、頬粘膜が伸びやすくなるため、測定がしやすくなるばかりでなく、患者さんにとっても負担をかけません。

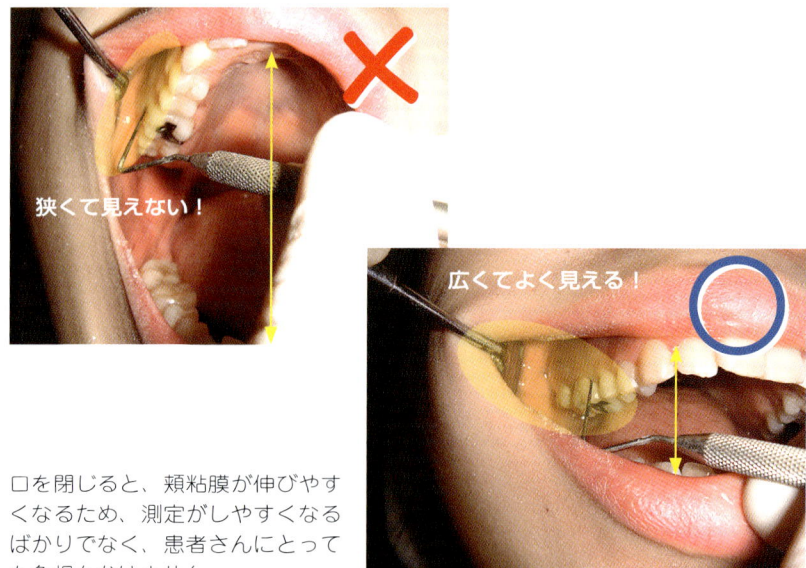

上顎最後臼歯頬側遠心の測定テクニック

上顎の最後臼歯頬側遠心は特に測定しにくい部位です。プローブを挿入するのも難しいのに、数値を読み取らなければならないので、大変です。この部位も、上記の頬側の測定時と同じように、患者さんに口を閉じ気味にしてもらい、ミラーテクニックを使うと、数値が読みやすくなります。

● ミラーを用いる上顎最後臼歯の測定も、口を閉じぎみにしてもらう

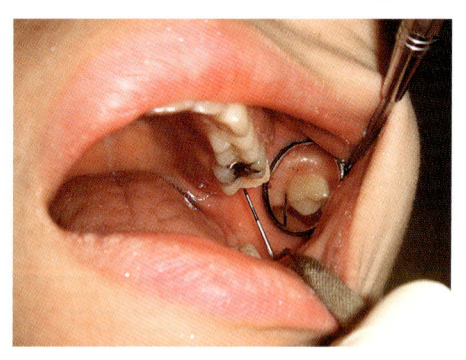

口を閉じると、頬粘膜が伸びやすくなるため、ミラーを入れるスペースが十分に確保できます。

下顎舌側の測定テクニック

下顎舌側は、測定の順番的にも最後のほうになりがちなため、口をあけっぱなしの患者さんは唾液がたまってきます。

このままでは、唾液で数値が読み取りにくいだけでなく、患者さんも不快になります。

たまった唾液を吸引してから測定しましょう。

● 頬側の測定時には、口を閉じぎみにしてもらう

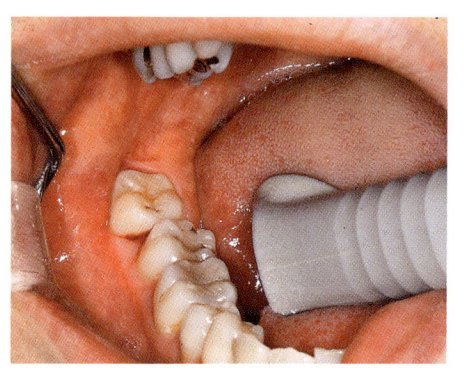

プロービング時は、患者さんの唾液のたまり具合もしっかりと確認して、適宜吸引しましょう。

第2部　新人必読！　歯周組織検査 まずこれだけは取れるようにしよう

知っててよかった！　その⑥　ポケットの深さ測定・上達への道

　プロービングは、ただテクニック的にじょうずに測定できればそれでOK、というわけではありません。患者さんからすれば、長時間お口を開け、場合によってはチクッチクッと不快な痛みを与えてしまうことになります。
　下記の項目は、ポケットの深さ測定の上達に欠かせないものです。新人歯科衛生士は、測定にばかり集中してしまいがちですので、しっかりと記憶にとどめ、かならず実施しましょう。

①患者さんに、測定する意味をしっかり説明すること
　歯周治療を行うにあたって必須項目の検査でも、患者さんにとっては意味がわかりません。安心して治療に臨んでもらうためにも、検査前には目的、数値の意味を伝えることが大切です。また記録者とペアで測定する場合には、患者さんに前もって説明をしておけば、読み上げられる数値を患者さんに聞いてもらい、よい部位・悪い部位を患者さんにイメージしてもらうこともできます。

説明例：今から行う検査では、歯ぐきの炎症がどこまで進行しているか、1本1本調べていく検査です。歯周病は全体に進むものではなく、進行状態は1本1本違うのです。前回撮影したエックス線写真からの情報に加えて、口腔内の状態を把握していく上で重要な検査です。

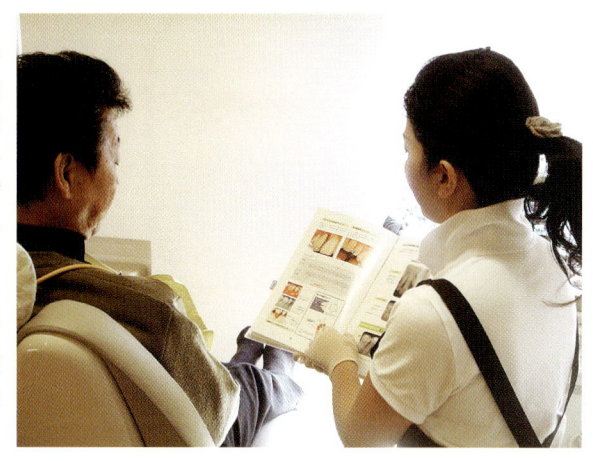

②必ずエックス線写真を見ながら行うこと
　歯周病は同じ口腔内でも、歯ごとに、また1本の歯でも歯面ごとに進行度が異なるという、部位特異性があります。ですから、歯周病の診査では全体の進行度を見るというよりも、1歯面1歯面、1点1点を診査していくことが必要なのです。
　どこが進行しているか予想もつかない状態でプロービングをしていると、複雑な根面形態・ポケットの状態により、正しく挿入できなかったり、歯石にぶつかってしまったりして、見落としも出やすくなるでしょう。ゆえに、ポケットの深さの測定を行うときは、エックス線写真で骨の状態、根の形態、歯石の沈着状態などを確認し、頭の中で状態をイメージしながら行うようにすると、見落としが少なくなります。

　口腔内を視診するだけでは、深い骨吸収があるようには見えません。デンタルエックス線写真からは、骨吸収の状況はある程度把握することができます。エックス線写真から想像した状態とプロービングによる状況がかけ離れているときには、再度注意深くプロービングをしてみるようにしましょう。

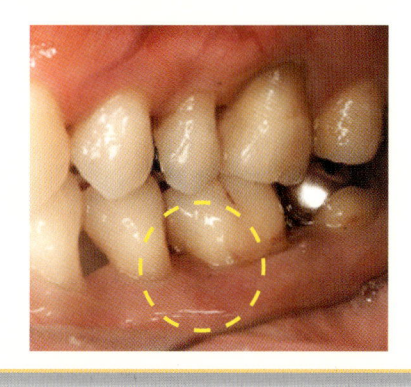

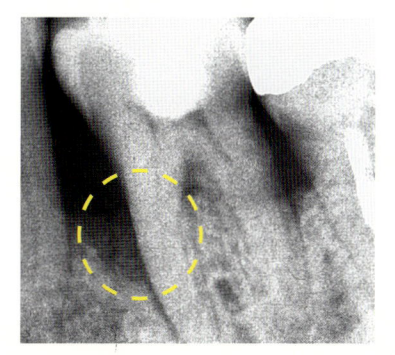

根分岐部病変の状態を確認しよう

根分岐部病変は、歯肉縁上に出ていないケースのほうが多く、ポケットの測定と同時に状態を確認することが大切です。

根の形態をしっかりと頭に入れ、どこから根分岐部病変が探れるのか、理解しておきましょう。

● 根分岐部病変の状態の確認

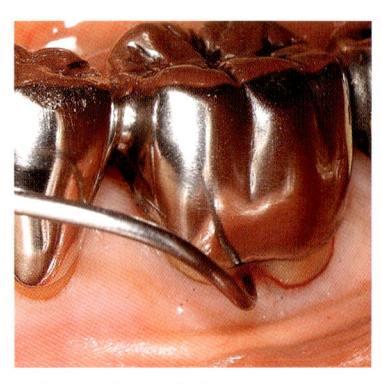

根分岐部病変の状態を測定しているところ。このように露出しているのはまれなケースです。

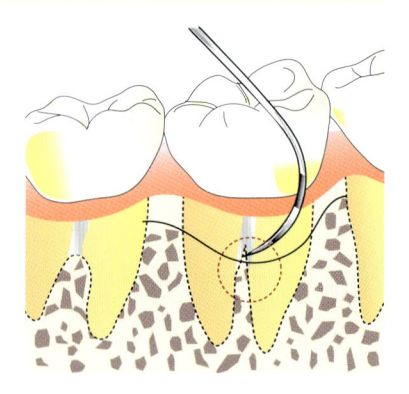

実際は歯肉縁下に根分岐部病変が隠れている場合が多いです。

● 根分岐部病変の種類（Lindheの分類）

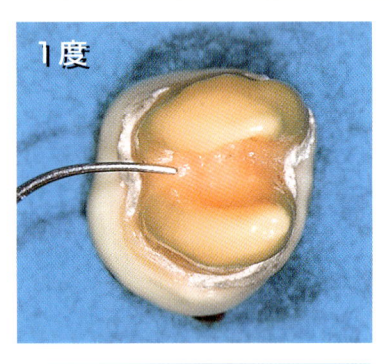

1度
・水平的に1/3未満

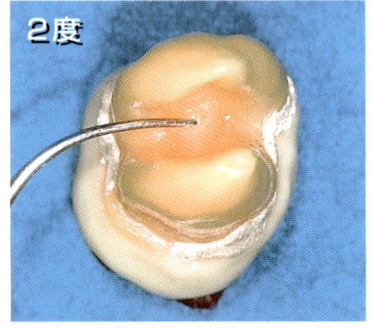

2度
・水平的に1/3以上で貫通しない

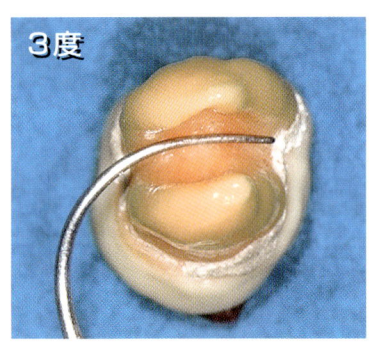

3度
完全に、頬舌的に貫通している

測定は専用の器具で

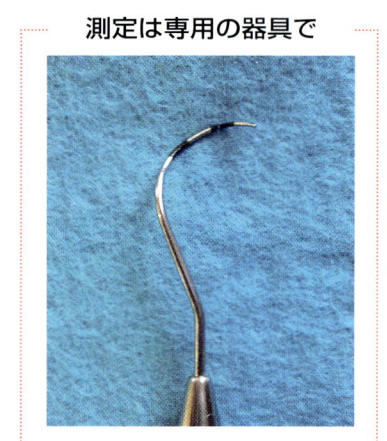

根分岐部病変は、専用のプローブ（ファーケーションプローブ）を用いて測定します。

第2部　新人必読！　歯周組織検査 まずこれだけは取れるようにしよう

① 根分岐部病変の測定のしかた　〜下顎の場合〜

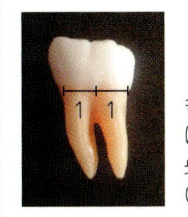

多くの根分岐は、歯冠の中央に位置しています。

● 下顎の根分岐部病変の測定イメージ

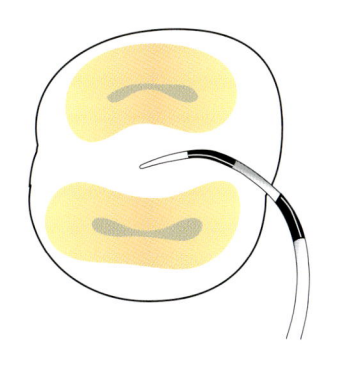

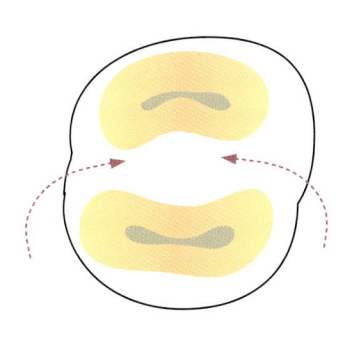

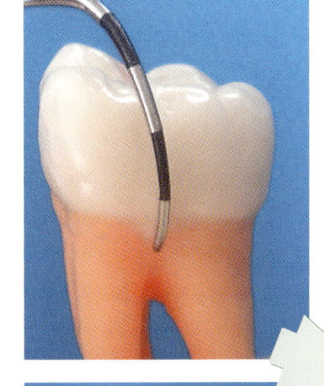

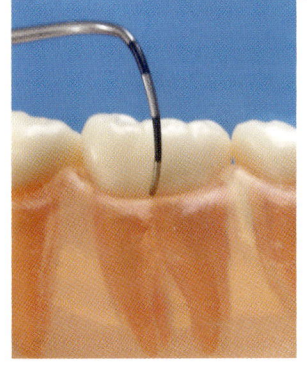

①プローブの先端を歯に沿わせたまま、ゆっくり挿入します。

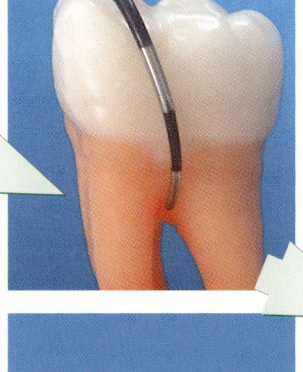

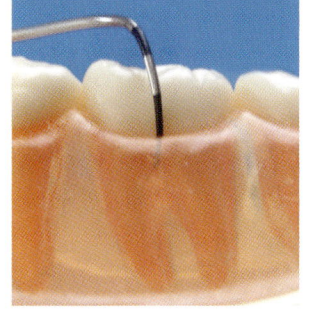

②プローブに圧はかけず、根が分岐しているところまで静かに下ろしていきます。

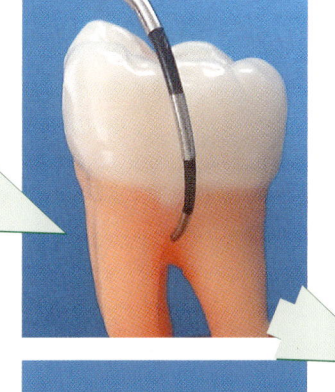

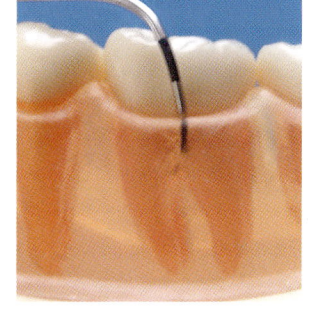

③分岐部を感じたら、指先でプローブを少しずつ回転させます。

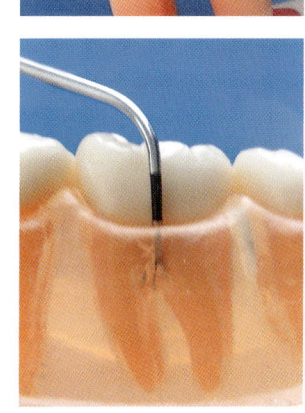

④プローブの先端が止まったところで、プローブの入り具合を見て測定します。

47

② 根分岐部病変の測定のしかた ～上顎の場合～

上顎の6番は頬側および舌側近心面からの挿入はしやすいのですが、臨床的には歯の配置によって遠心面からの挿入がしにくい場合があります。

● 上顎根分岐部病変の舌側近心面からの測定イメージ

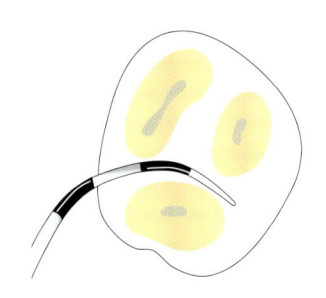

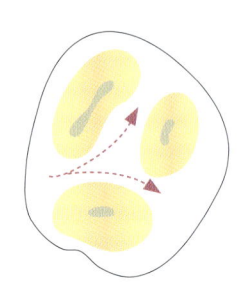

舌側近心面からの挿入例

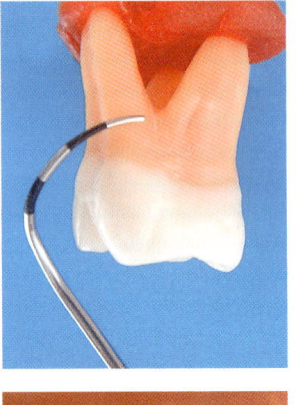

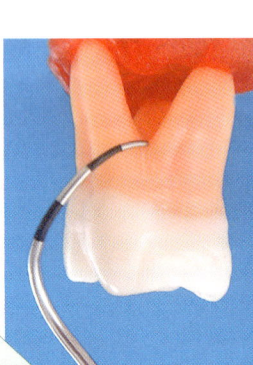

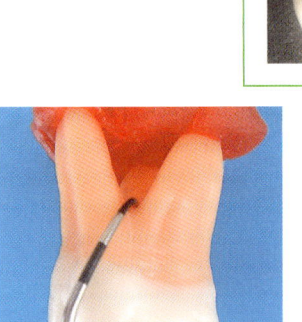

近心の根分岐部の位置は、根の幅に対して、だいたい口蓋側から1/3程度になります。

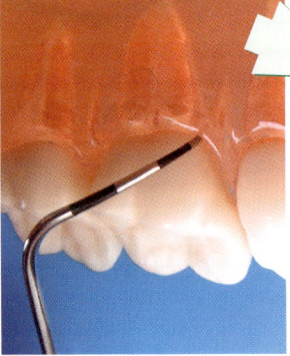

①近心・遠心の挿入は、ともに舌側から行います。

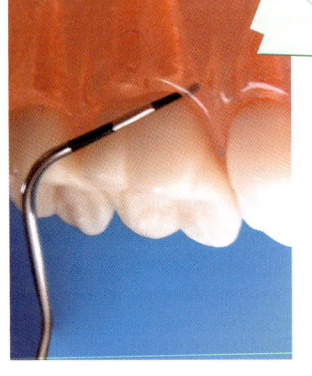

②隣接面に対して斜めにプローブを挿入します。

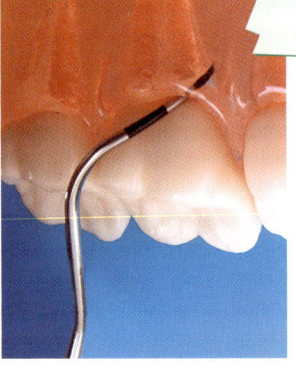

③分岐部を感じたら、親指と人差し指で、歯によって異なる微妙な方向を探るべく、プローブをコントロールします。

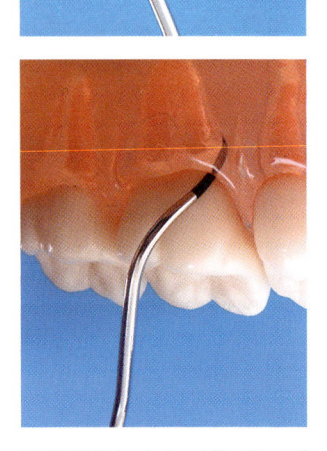

④根形態をイメージして、プローブの先端を回しこみ、先端が止まったところで数値を測定します。

48

第2部　新人必読！　歯周組織検査 まずこれだけは取れるようにしよう

● 上顎根分岐部病変の頬側からの測定イメージ

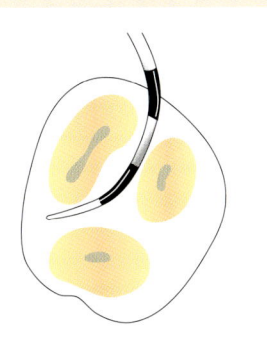

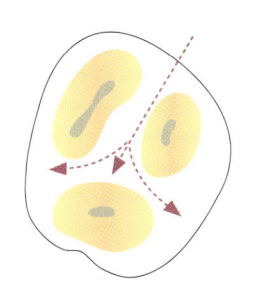

頬側からの挿入は、下顎と同様の手順で行います。ただし、下顎のように頬側から挿入したファーケーションプローブは、スルー＆スルー（貫通した状態）のように頬側から舌側には抜けにくいです。なぜなら、舌側には大きな根があるからです。

頬側からの挿入例

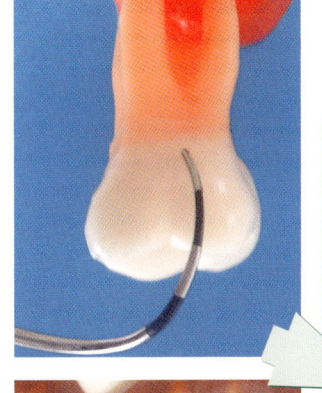

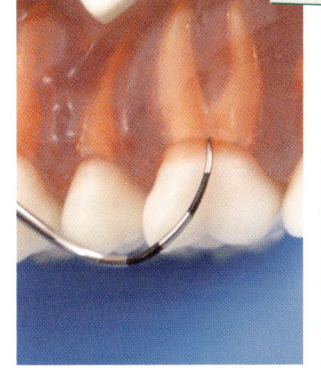

①プローブの先端を歯に沿わせたまま、ゆっくり挿入します。

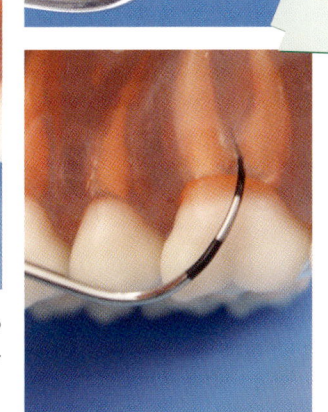

②プローブに圧はかけず、根が分岐しているところまで静かに下ろしていきます。

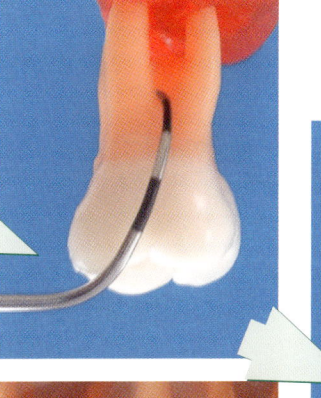

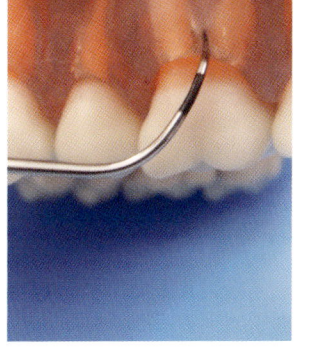

③分岐部を感じたら、手の中でプローブを少しずつ回転させます。

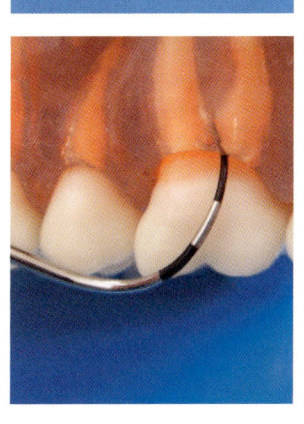

④プローブの先端が止まったところで、プローブの入り具合を見て、数値を測定します。

49

しっかり測定できる！　歯周組織検査パーフェクトブック

プロービング時の出血を確認しよう
〜BOPのチェック〜

　ポケットの深さを検査したのち、プローブを挿入したポケットから出血してくることがあります。この出血のことをBOP（Bleeding on Probing）といいます。BOPは、ポケットの中に炎症があるということを示しています。

　炎症症状の中でもいち早く症状化されるため、メインテナンス中に見られた場合では、注意が必要でしょう。

　BOPの確認は、炎症の有無や再発を予測する、重要な検査なのです。

BOPの測定方法

① 出血のみかた

プローブの挿入直後から出血したものはもちろん、数秒後に現れる出血まで、すべてカウントします。

● BOPには2つの顔があります

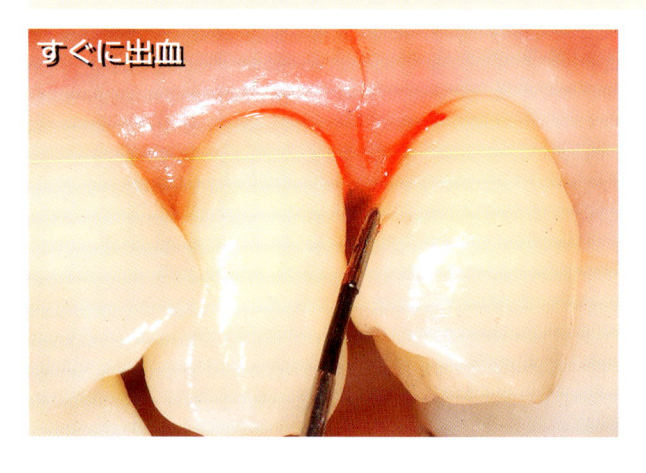

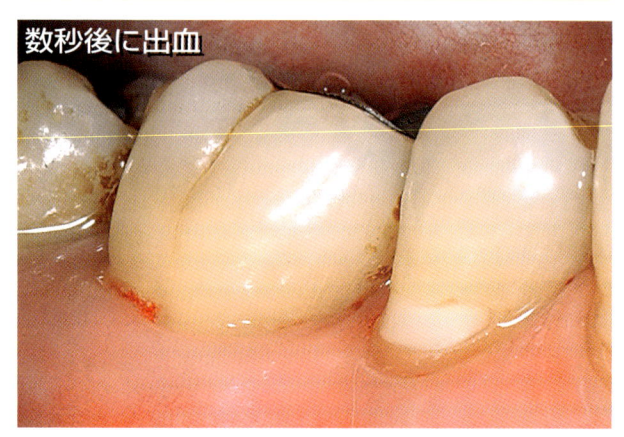

すぐに出血

数秒後に出血

50

② 初診時にBOPの確認を行うときは……

臨床では出血のカウントはなるべく正確に行いたいですが、初診時のように炎症が全体に波及しているような場合では、1点からの出血が周囲に流れてしまい、1面1面のカウントが難しい場合が多々あります。

初診時はまだ炎症がコントロールされていないため、出血が多めにカウントされることがあります。正確性には少し欠けますが、病気を見落とさないという点から考えれば問題はありません。

● **初診時の出血が大量すぎて、どこから出血したのかわかりません！**

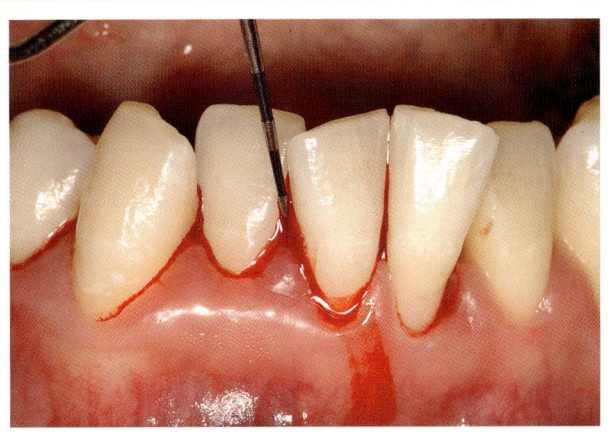

初診時の出血は、1点から全周に血液が流れてしまうことが多くありますが、問題はありません。歯頸部に血が付いていればすべてカウントします。

③ 再評価時にBOPの確認を行うときは……

どんなに少量の出血でも、どの部位から出血があったのか、必ずカウントしておきましょう。少量でも記録しておかなければ、その後その部位に対して検討するきっかけがなくなってしまうことになります。

量に関係なく、見落とさないようにしましょう。

● **再評価時は、より細かく、部位を正確に特定して測定しましょう**

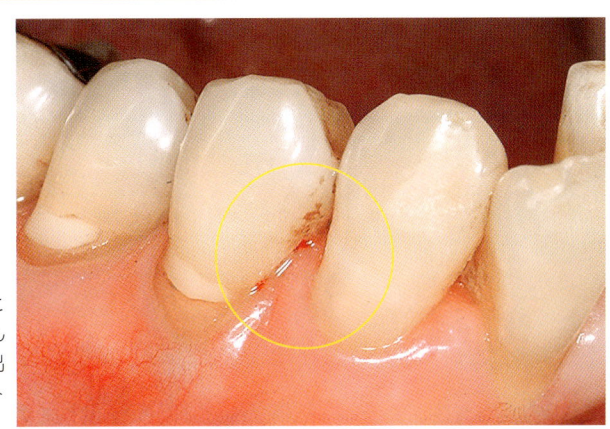

出血量は少ないと思いますが、どんなに少量でも、出血すればカウントします。

知っててよかった⑦　測定のしかた1つ統一するだけで、ミスも減少します

歯科衛生士が数人いる歯科医院では、測定する歯科衛生士によって順序が違う場合があります。

もしあなたの歯科医院が、プロービングやBOPの検査を2人1組（測定者＆記入者）で行っているならば、測定の順序を歯科医院で統一することで、記入ミスが減るだけではなく、2人の息が合うため、スピードアップします。

どのような順番だと測定しやすいのか、各歯科医院で考えて決めるとよいと思います。

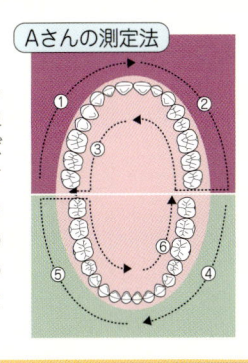

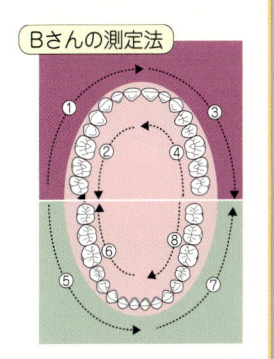

2つの測定方法。もしも歯科衛生士ごとにばらばらの測定をしていたら、ペアを組んで測定する際に、混乱するおそれもあります。

Aさんの測定法　　Bさんの測定法

記入のしかたも工夫次第で見やすさ向上

どんなときでも、資料は患者さんに提示することが大前提です。しかしポケットの深さの測定や出血の確認を終えた歯周組織検査チャートは、ごちゃごちゃしており、患者さんには理解しにくいものです。

ちょっとした工夫でぐっと見やすくなりますので、改善できるところはどんどん改善していきましょう。

● チャートも工夫次第でかわる！

一般的なチャート　ごちゃごちゃ！

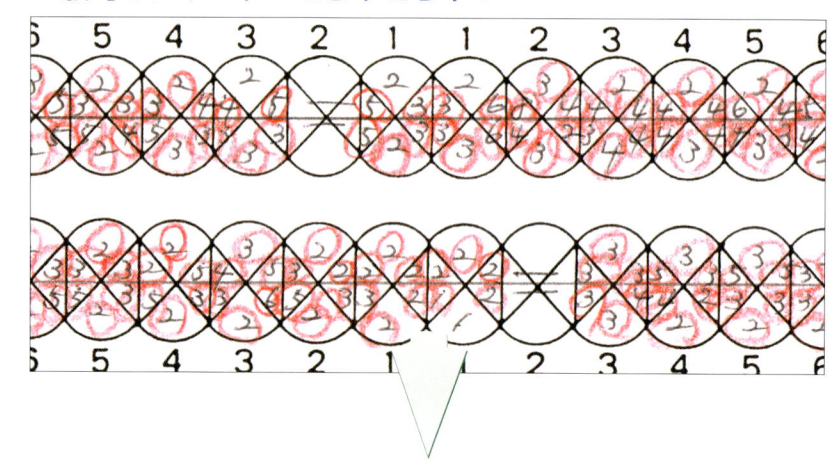

ちょっと工夫するとここまで改善！　見やすい！

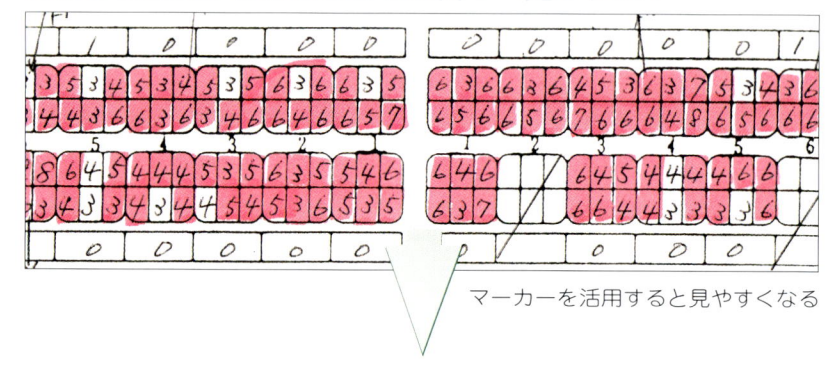

マーカーを活用すると見やすくなる

最近では、資料をデータ管理して、患者さんにそのデータを出力したものを1部お渡しする歯科医院が増えてきました。各々のソフトによって若干異なりますが、出力されたものは見やすくデザインされています。

患者さんにとっても受けた説明をもう一度確認しやすく、モチベーション効果もあります。積極的に活用していきましょう。

パソコンでデータを一元管理　わかりやすい資料も出てきます！

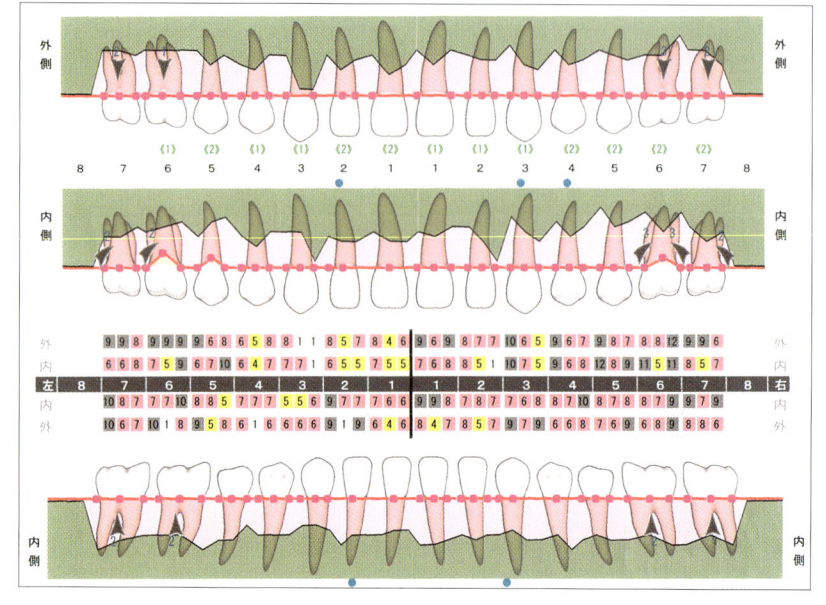

ソフトによる出力例（デネットシステム）

52

動揺度を測定してみよう

歯の動揺は、歯周組織の減少や炎症、または持続的な咬合性外傷・歯根破折などのさまざまな因子によって起こるもので、歯周組織の状態や歯の状態を把握するうえで重要な情報になるものです。

歯の動揺は、歯周治療による感染のコントロールと、咬合調整による力のコントロールで、回復する可能性があります。

動揺度の測定方法

① 動揺度はどうやって測定するの？

動揺度の測定は、ピンセットを用いて、250gの力で測定します。
前歯部はピンセットで挟み、臼歯部は咬合面の溝にピンセットを乗せ、頬舌側的・近遠心的・上下的な歯の動きを見ていきます。

● 歯の動揺　3つの顔

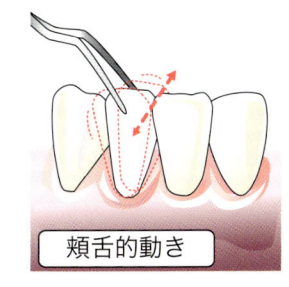

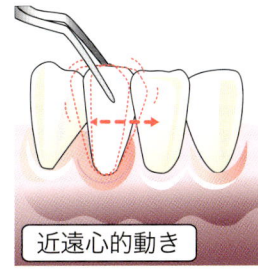

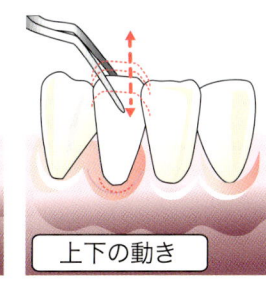

頬舌的動き　　近遠心的動き　　上下の動き

● 動揺度の測定のしかた

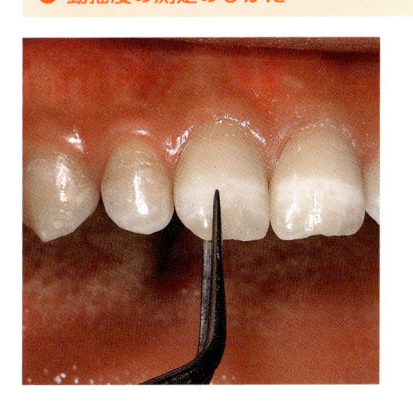

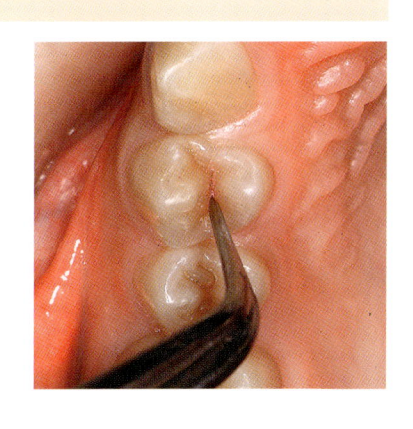

前歯部はピンセットで挟んで動揺度を調べます。
臼歯部は咬合面にピンセットを乗せ、押すようにしながら調べます。

53

② 動揺度の分類〜Miller の分類〜

動揺度は Miller の分類で評価して、記載していきます。

● 動揺度の分類

0度……生理的な動揺範囲
1度……軽度の動揺
　　　水平方向への 0.2 〜 1mm の歯冠の動きがある
2度……中等度の動揺
　　　水平方向への 1mm を超える歯冠の動きがある
3度……重度の動揺
　　　2度の所見に加えて、垂直方向への歯冠の動きがある

最重要！　フレミタスチェック

動揺度の検査の最後は、フレミタスをチェックします。

フレミタスチェックは、基本的には上顎で行います。上顎の唇側全体に指を軽くタッチさせたまま、上下に噛ませたり（中心咬合位）、噛んだまま左右に下顎を動かしてもらうときに、各歯にかかる力の差を確認します。過剰に力がかかっている歯は、その動揺が指に感じます（当たりの強い歯の場合は、視診でも動揺が確認できる場合もあります）。

過剰に力がかかっている歯があるときは、歯科医師に確認してもらい、必要なら力のコントロールをしてもらいましょう。

● フレミタスチェックで異変を見逃さないように！

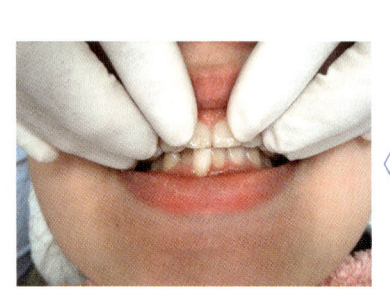

噛んでもらったり、噛んだ状態で左右に下顎を動かしてもらいながら、フレミタスをチェックします。

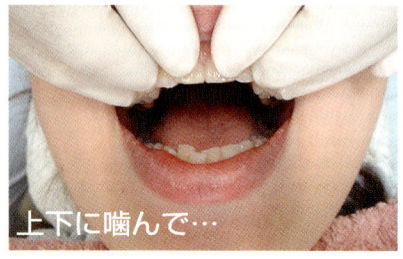

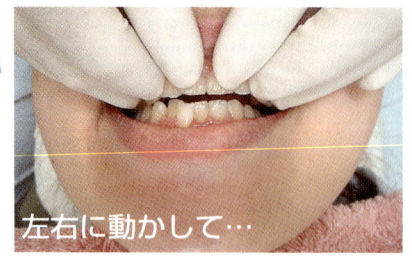

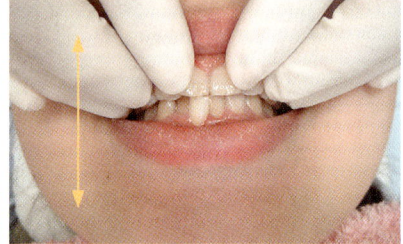

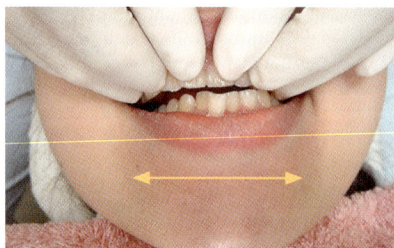

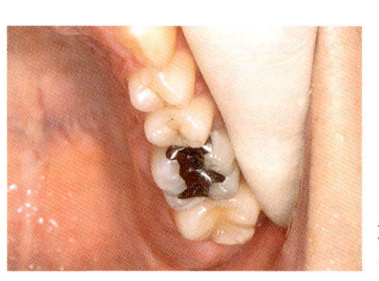

上下に噛んで…

左右に動かして…

触りにくい臼歯部は、人差し指を頰側面に滑らせて確認します。

知っててよかった！　その⑧　エックス線写真にも現れる "力の異常"

力の異常は、フレミタスチェックと同様にエックス線写真で確認できることもあります。エックス線写真上では、歯根膜腔の拡大として写ります。

歯周病なら、ポケット内にプローブが入っていきますが、力の異常による場合では、基本的にプローブは入りません。

ただし、かなり大きな力がかかっていて、歯根膜が緩んでいる場合などでは、プロービング圧を強くするだけで入ってしまうこともありますので、生きた歯根膜を傷つけないように注意しましょう。

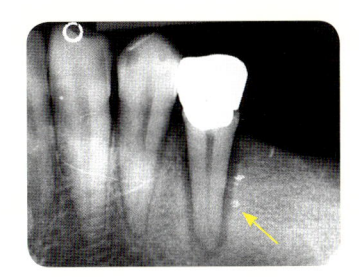

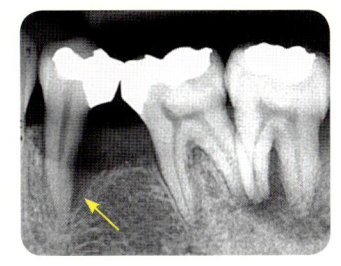

力の異常による歯根膜腔の拡大像（左）と、感染による垂直性骨吸収像（右）。両者の違いがわかりますか？

第2部　チェックポイント

第2部は、歯周組織検査を正しく収集・記録できることを目標としています。第2部をマスターした皆さんは、次のステップに進んで、さらにステップアップしていきましょう。

1) プラークはエアーをかけ、探針やミラーなどを工夫して見落としのないようにしていますか？
2) 隣接面プラークは、頬側の近心・遠心からだけではなく、舌側の近心・遠心もチェックしていますか？
3) ポケットの深さは、正しく計測できていますか？
4) 隣接面のポケットの計測は適切ですか？
5) 根分岐部病変は見つけられますか？
6) 動揺度1度、2度、3度の違いを理解していますか？
7) フレミタスを忘れずに確認していますか？
8) チャートは患者さんに提示できる程度に、きれいに記載できていますか？

診査で大切なことは、
　①**正確さ**
　②**いかに患者さんに不快な思いをさせないか**
　③**スピード**

です。

3

さらにステップアップ
先輩歯科衛生士は
ココを見ている・こうやっている

しっかり測定できる！　歯周組織検査パーフェクトブック

先輩たちはここをチェックしている

ワンランクアップ！ プラーク付着状況の確認

プラークの見落としをなくそう

　プラークの付着状況をチェックしていくと、「ここはプラークがたまりやすいところなのに、よく見えない！　しっかりチェックできない！」という部位があることに気がつくでしょう。

　そんな部位のチェックを、先輩たちはどうやっているのか、そのテクニックを学んでみましょう

● プラークチェック　３大難所をどう攻略する？

最後臼歯部遠心

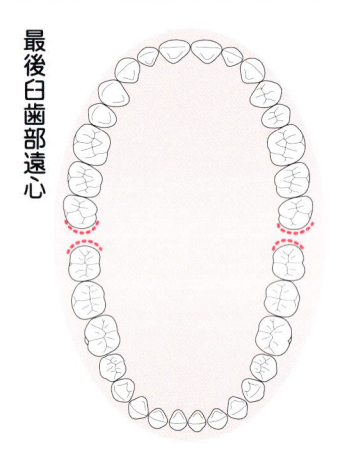

最後臼歯部遠心はプラークが残りやすい部位でありながら、術者から見にくいので、プラークの付着を見落としやすいポイントです。

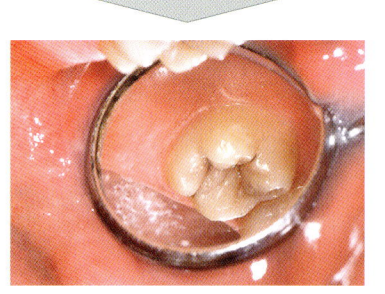

ミラーテクニックを工夫してプラークを探します。

上下顎舌側歯間部

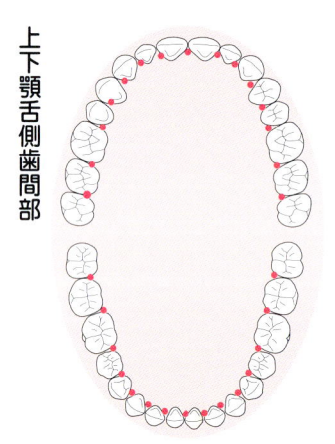

上下顎舌側歯間部は、唾液にさらされたままの場合、見えているようで見えにくいので注意が必要です。

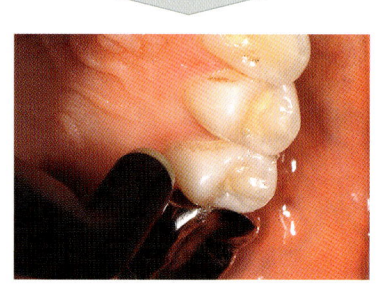

サクションを使ったりエアーをかけたりして歯を乾燥させます。

コンタクト下

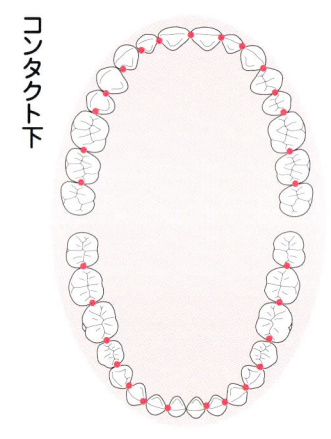

コンタクト下は直視ではほとんど確認できない場所ですが、この部位のプラークがもっとも残りやすいところです。

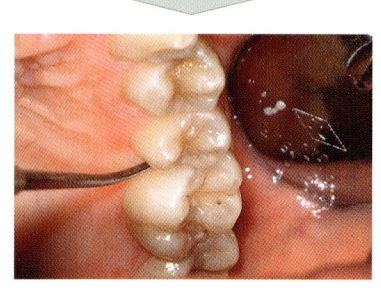

エキスプローラーをコンタクト下に挿入してプラークを探します。

58

プラークの臨床での見極め方

毎日のプラークの付着状況（PCR）は、確実に歯肉の炎症に影響してきます。しかし私たちが実際に目にするのは、経過（日々の生活）のある1点に過ぎません。

当日の付着状況に惑わされず、歯肉の状態から患者さんのホームケア状態を読み取ることも大切です。

患者さんのホームケア状態を知る1つの着眼点として、歯肉からの出血があります。

たとえば、来院時にプラークコントロールがしっかりとなされていても、プローブなどでかるく歯肉辺縁をなぞるだけで出血が生じる場合があります。このような場合は、来院時にのみていねいにブラッシングを行い、日常ではあまり良好なプラークコントロールが行われていないことが想像できます。プラークの付着状況だけではなく、歯肉の状態にも、しっかりと目を配るようにしたいですね。

● ホームケアが定着している患者さん

初診時のプラークスコアは74％。プラークの量に相応な歯肉の炎症が見られます。縁上歯石除去後、18％に低下しました。ブラッシングによる歯肉の改善が見られ、充実したホームケアが想像できます。

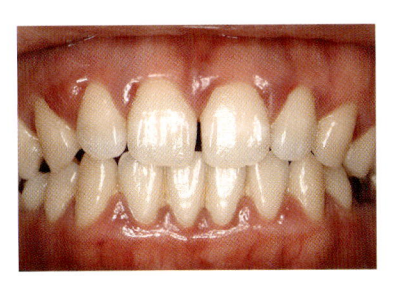

初診時 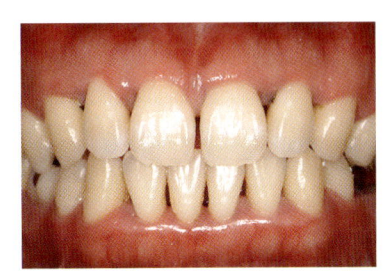　　　　　　　　　縁上歯石除去後

● ホームケアが定着していない患者さん

初診時のプラークスコアは83.9％。プラーク量に相応な歯肉の炎症が見られます。縁上歯石除去後は30.4％になりました。プラークスコアはよい結果ですが、歯肉には緩みがあり、歯肉辺縁から容易に出血もします。毎日のケアがうまく定着していないと想像できます。

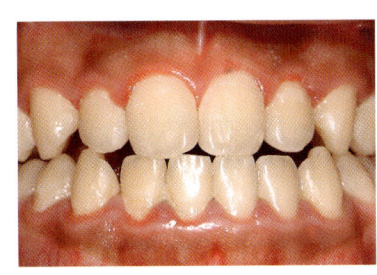

初診時 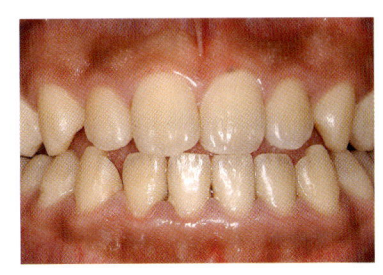　　　　　　　　　メインテナンス時

知っててよかった！　その⑨　プラークスコアの目標設定は20％以下

プラークコントロールレベルの目標は、プラークスコア20％以下にしています。これは1972年から30年間にわたるAxelssonとLindheらの研究結果（2004）をもとに設定しています。この研究では30年間プラークコントロールレベルを平均20％に維持しており、それらの患者の歯の喪失率は、なんと1人あたり0.4～1.8歯ときわめて少なく、喪失原因は歯根破折と根尖病変が高い割合を占めていました。

この研究から筆者らは、歯周初期治療後20％以下を維持し、適切なメインテナンスを受けることは、歯の維持に効果的だと考えています。

ただし、部分的に進行の見られるハイリスク部位に関しては、パーセンテージにこだわらず、徹底したプラークコントロールを目標としています。

先輩たちはここをチェックしている
ワンランクアップ！ポケットの深さ測定（プロービング）

プローブでいろいろ感じよう

歯肉縁下の性状や歯石の有無

プローブをポケット内に挿入するとき、指先の触覚で根面の粗造面の有無を確認し、また歯肉縁下に存在する歯石の有無も確認することができます。

歯石の大きさの把握や位置を確認し、治療計画やスケーリング・ルートプレーニングに役立てていきましょう。

歯肉の抵抗性の確認

歯肉の抵抗性も、とても抽象的なものですが、経験を積んでいくことで感じることができるようになります。

プローブの先端で歯肉に触れたときの感触や歯肉の張りがその例です。

これらに色調やツヤといった視診の情報を合わせると、貴重な情報となります。

● 歯肉縁下の情報を Get しよう

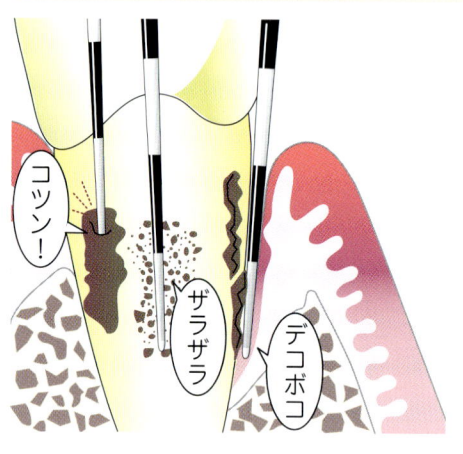

コツン！ ザラザラ デコボコ

ウォーキングプロービングを行いながら、根面の付着物の状況を確認します。

● 歯肉の抵抗性は、貴重な情報源です

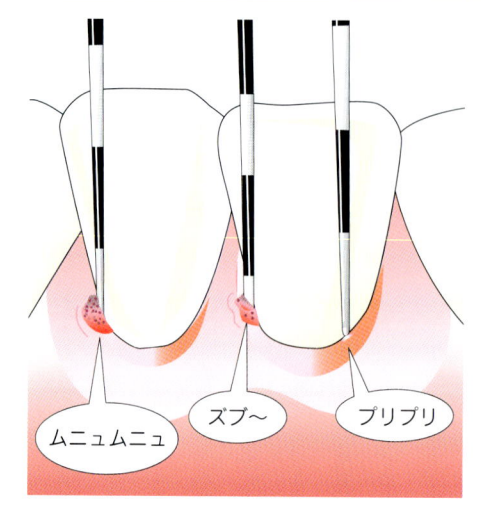

ムニュムニュ　ズブ〜　プリプリ

炎症が強いときは、見た目だけでなく、触覚でもやわらかく感じます。炎症が消退すると、引き締まった感じになります。

60

測定ミスが出やすい部位とその対策

① 傾斜や叢生のある歯の測定

　傾斜している歯や叢生の歯のプロービングは、意外と測定ミスが生じやすいので注意が必要です。これらの部位は、傾斜の角度や叢生の状態によってプローブが挿入しにくかったり、数値が読みにくく正確さが欠けてしまいやすいところだからです。

　まずエックス線写真を確認し、歯軸の方向や骨レベルがどうなのか確認してから測定するようにしましょう。

　傾斜歯や叢生歯の測定でミスが生じやすい理由をしっかりと理解して、測定ミスを防ぎましょう。

● 傾斜や叢生のある部位の測定は難しい

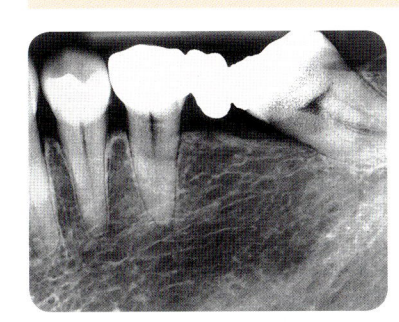

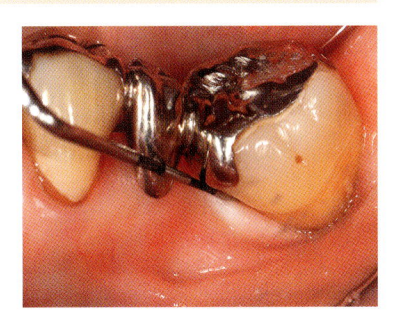

エックス線写真からは、歯が近心に傾斜していることが読み取れます。測定時には、歯の植立方向に沿ってプローブを写真のように斜めに挿入しましょう。

● 見えない歯根の方向をイメージして、歯軸に平行にプローブを挿入するようにしよう

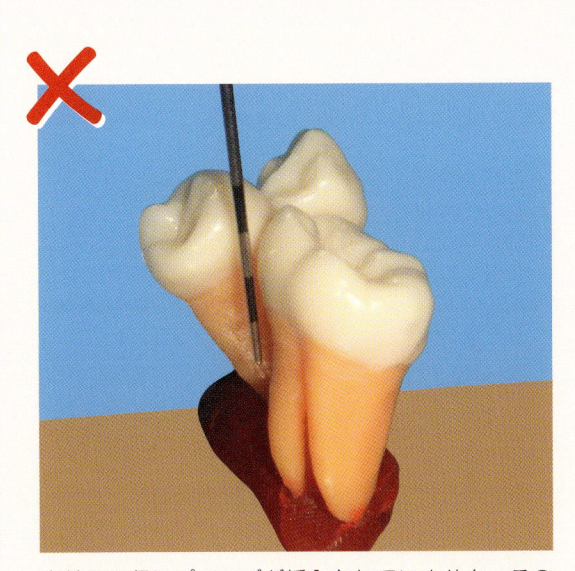

歯軸に平行にプローブが挿入されていません。この状態では、正しい数値を測定することはできません。

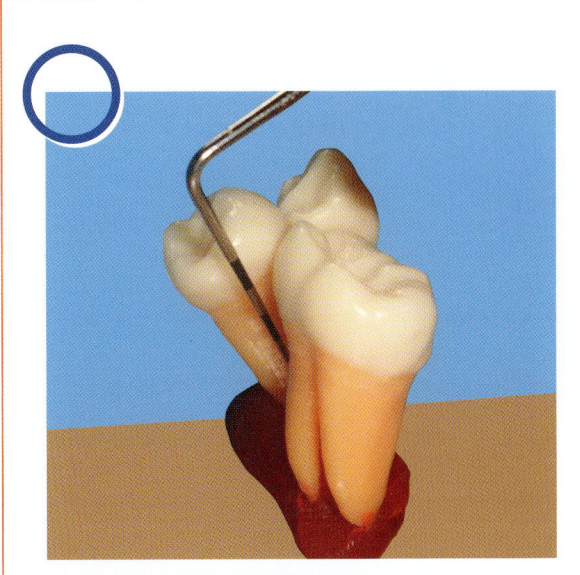

歯軸に平行にプローブが挿入されています。常に歯軸に平行に挿入すように、意識して行いましょう。

※叢生で歯周病が進行している歯は、ポケットの入り口付近は歯が密接しており、プローブが挿入しにくいのですが、中ではポケットが形成されていることがありますので、測定し忘れのないように注意しましょう。

② 大きな歯石が付着した歯の測定

大きな歯石をポケット底と勘違い

プロービングに慣れていないと、大きな歯石でプローブが止まってしまい、ポケット底と間違えてカウントしてしまうことがあります。

大きな凹凸は、部位によってはエックス線写真に写っています。

そのような部位では、凹凸の位置を確認し、エックス線写真上で距離感を確認することが大切です。

そしてこのような部位では、プロービングの先端を根面から歯石表面に移行させ、歯石を乗り越えて測定していきましょう。

大きすぎる歯石があり、どうしてもそこでプローブが止まってしまうような場合は、スケーリング・ルートプレーニング直後にもう一度測定して、チャートに書き足すか、新しいチャートを作ります。

なお、大きな歯石だけでなく、エナメルパールなどでも同様のことが起こる可能性があります。

● 大きな歯石はプロービングの大敵？

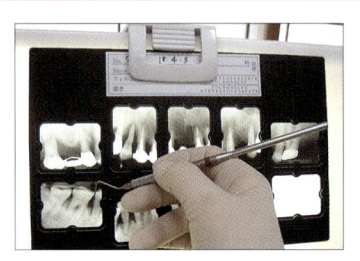

ときにはエックス線写真にプローブをかざして、プローブが正確に挿入されているか確認しましょう。

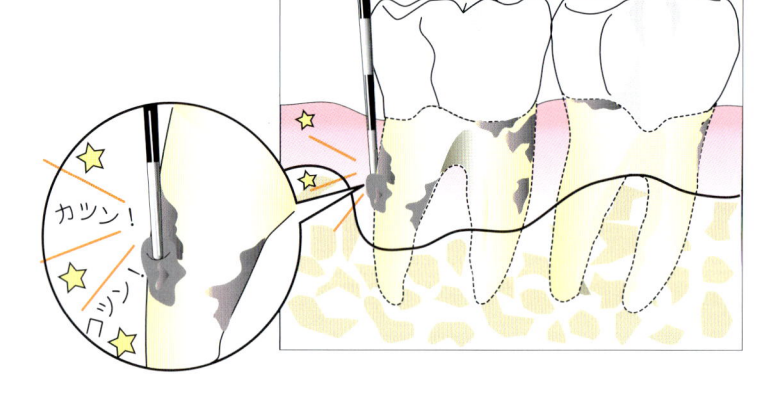

歯石が大きすぎ、プローブがポケット底に届きません。

対策は？

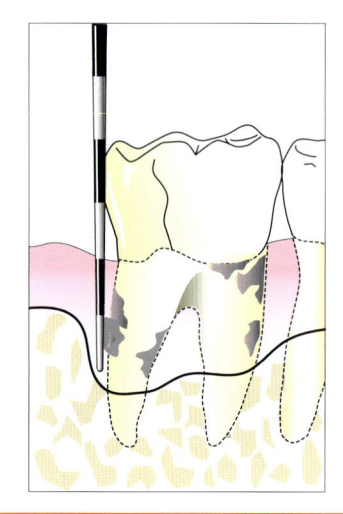

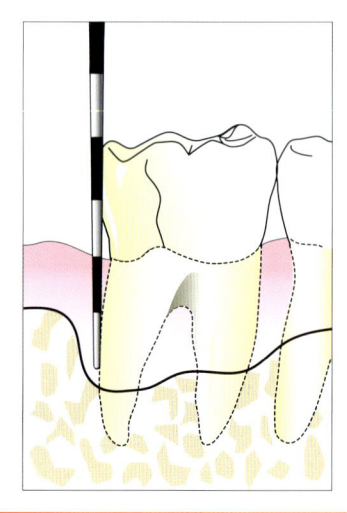

プローブ先端を少し浮かして、歯石表面をなぞるようにして、歯石を越えてポケット底にプローブを到達させました。

スケーリング後、歯石が取れたため、本当のポケット底にプローブが届きました。数値が増えたため、チャートに書き足します。

○月□日		DH A
6	5	3
4	5	3

6

より正確な測定をするために理解しよう歯の解剖

第2部では正確にポケットの深さを測定することにポイントを置きました。さらにステップアップするために、歯の形態や根分岐部病変などの知識を持ちましょう。そうすることでより正確にその歯の状態を把握することができるようになります。

これらを理解することで、治療や治療の予後を予測していけるようにしましょう。

① 根形態を知ろう

歯にはそれぞれ解剖学的形態に特徴があります。

ときにその解剖学的形態が、歯周病の進行や予後を大きく左右することも、臨床の場面で多く目にすることでしょう。

私たち歯科衛生士は、歯の持つ形態的特長を把握した上で、歯周治療を行う必要があります。

● 根形態が局所的なリスクファクターとなった症例

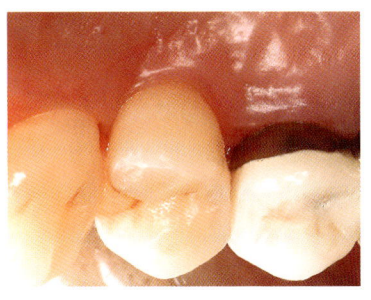

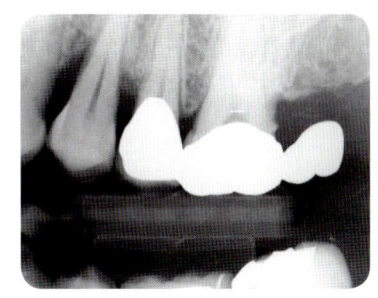

初期治療後も|4の近心はコンケーブの陥凹がきつく、メインテナンスに入った現在でもポケットは6mmと深く残っています。プラークコントロールは良好で、歯肉は引き締まり、出血はありません。

② 斜切痕を見つけよう

斜切痕は、上顎側切歯では50％の発生率と高く、日々の臨床でも決して珍しい形態ではありません。

斜切痕に沿ってポケットが形成されていることもあるので、ウォーキングプロービングで正確に測定していきましょう。

この斜切痕は、エナメル質のみに存在する場合は問題ありませんが、根面まで達している場合には、歯周病のリスクになります。そして、根面のどの位置にまで達しているかでも、進行の仕方が異なります。いったん進行してしまうと治癒が難しくなるため、斜切痕を見つけた場合は、ポケットが浅くてもそのリスクを患者さん伝え、

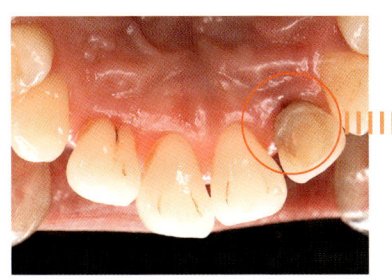

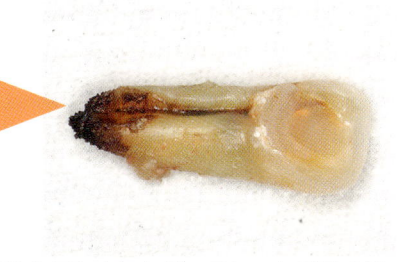

歯冠部の斜切痕部は、以前にレジン充填されていましたが、ポケットが深く保存不可能と判断され抜歯したところ、深いグルーブが認められました。

予防していくとともに、診査のときには十分に注意を払いましょう。

63

③ コンケーブはどうなっていますか？

　コンケーブは根形態の中でとても多く確認される、とてもメジャーな形態です。
　コンケーブの好発部位は上顎4番近心、下顎2番の遠心、上下顎大臼歯の近遠心です。それ以外の歯でも本当に多く確認することができます。
　好発部位でなくても、複根歯はコンケーブがないか確認を怠らないようにしましょう。

● コンケーブはこんなに身近なところにあります

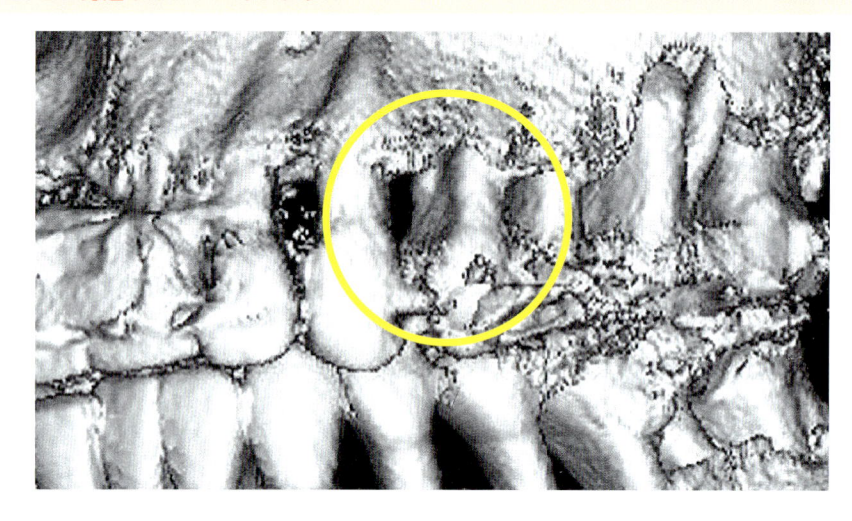

CTで歯肉のなかを見てみると、くぼみが確認できます。これがコンケーブです。

● コンケーブがよく確認される部位

上顎6番

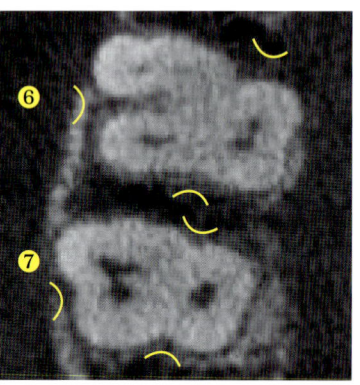

上顎4番、5番

下顎6番

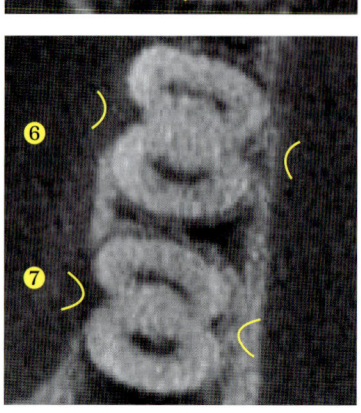

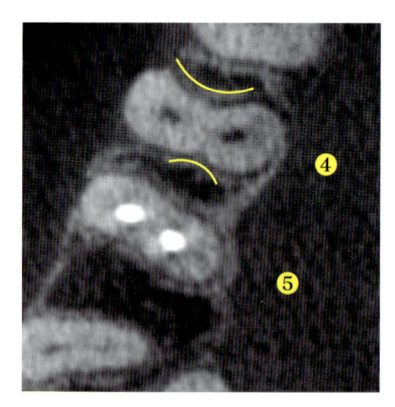

下顎2番

第3部　さらにステップアップ　先輩歯科衛生士はココを見ている・こうやっている

コンケーブの状況を確認する場合は、プローブを垂直方向に挿入するだけではなく、斜めや水平に挿入して動かすことで、根のくぼみの状況を確認できます。

● プローブの挿入方向をかえて、コンケーブを把握しよう

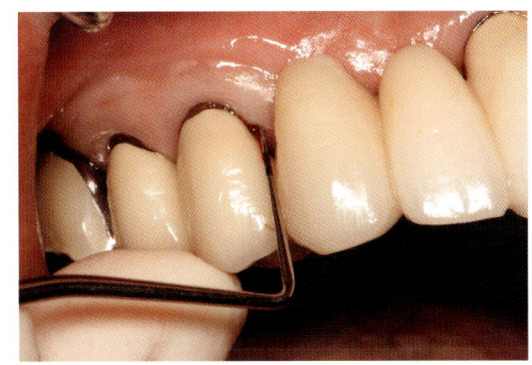

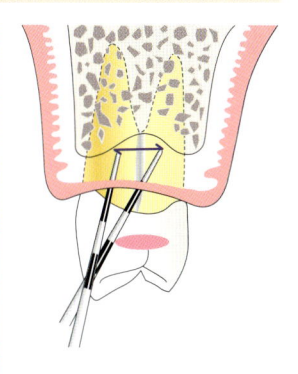

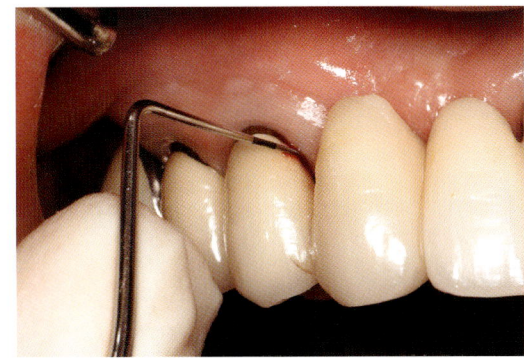

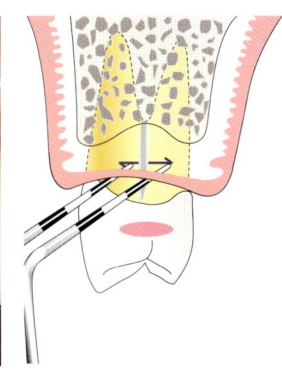

プローブの先端を根面から離さず、移行させていくことで、指先でくぼみの状況を感じることができます。

④　エナメルプロジェクション

エナメルプロジェクションは、大臼歯根分岐部に見られる突起で、短いものから根分岐部の中のほうに長く伸びているものまで見られます。

エナメルプロジェクション表面には結合組織付着がないため、いったん歯周病を発症すると、根分岐部病変に進行しやすい部位です。

視診・触診やエックス線写真で確認できるものもありますが、エナメルプロジェクションの存在が、はっきりわからない場合もあります。

● エナメルプロジェクションの臨床例

|6 頬側歯頸部中央に根分岐部に向かって伸びるエナメル質の突起が見られます。エックス線写真上でも突起があることがわかります。

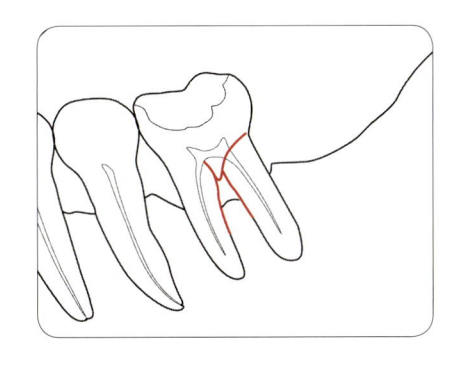

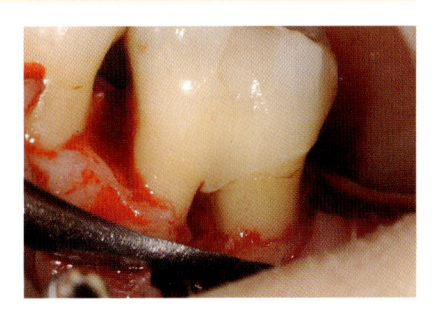

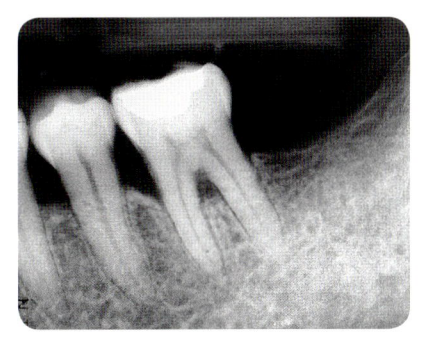

⑤ エナメルパール

エナメルパールは、大臼歯の根面にみられる、真珠様のエナメル質の突起で、エナメルプロジェクションほど発生頻度は高くありません。主に上顎7番遠心に出現します。

萌出直後は骨縁下にあり、特に問題となることはありませんが、歯周病を発症し、いったんアタッチメントロスがエナメルパールまで進行すると、治癒させることが難しくなります。

● エナメルパールの臨床例

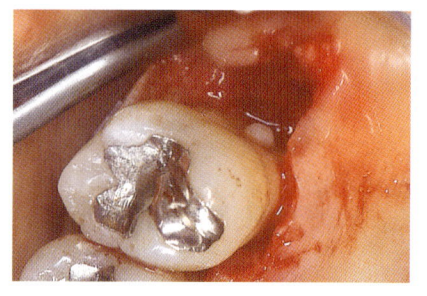

|7遠心、骨欠損の奥のほうに根面に張りついたエナメル質の真珠様の突起が見られます。エックス線写真でも、遠心側の根面の歯石より、さらに根尖側に大きな突起が確認できます。骨欠損はエナメルパールの根尖側まで進行していることが確認できます。プロービングでも硬い突起を確認することができます。

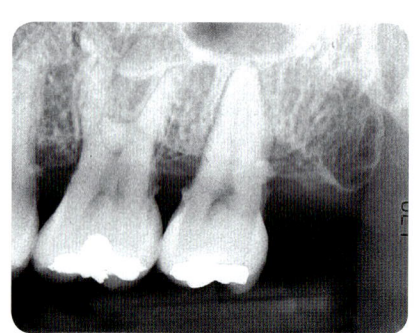

⑥ 根分岐部病変のある歯のポケットの深さ測定方法

根分岐部病変の状況に応じて、ポケットの深さの測定法は異なります。

根分岐部病変が1度の場合は、通常どおり6点法で測定します。

一方、根分岐部病変が2度以上の場合は、より正確に歯の情報を読み取るため、複数根を単独歯のように扱い、近心根と遠心根をそれぞれ測定します。

● 根分岐部病変のある歯のポケット深さ測定 ①　根分岐部病変1度の場合

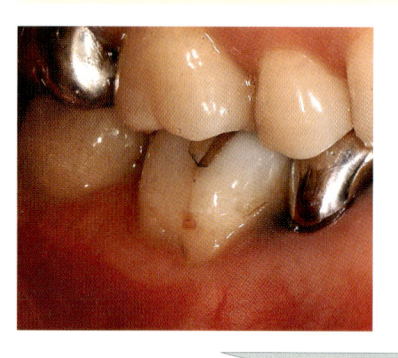

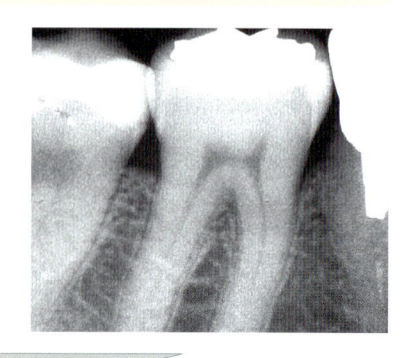

測定は？

測定値の例

③	3	③
3	3	3

歯軸に平行にプローブを挿入し、通常のウォーキングプロービングを行います。

第3部　さらにステップアップ　先輩歯科衛生士はココを見ている・こうやっている

● 根分岐部病変のある歯のポケット深さ測定 ②　根分岐部病変が2度以上の場合

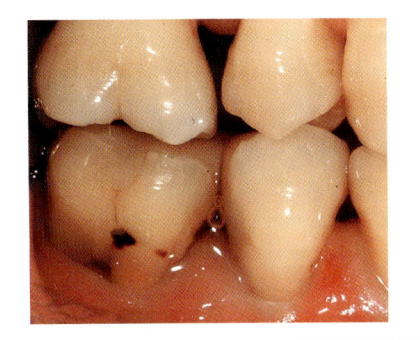

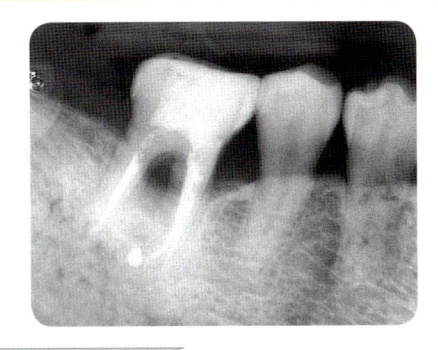

測定は？

測定値の例

遠心　　　　　　　　　近心

3	2	3	3	2	3
3	3	3	⑤	2	3

根分岐部病変が2度以上の場合は、より正確に歯の情報を読み取るために、複数根をそれぞれ単根歯のように別々に扱い、近心根と遠心根をそれぞれ測定します。

実際にどうやって測定するの？

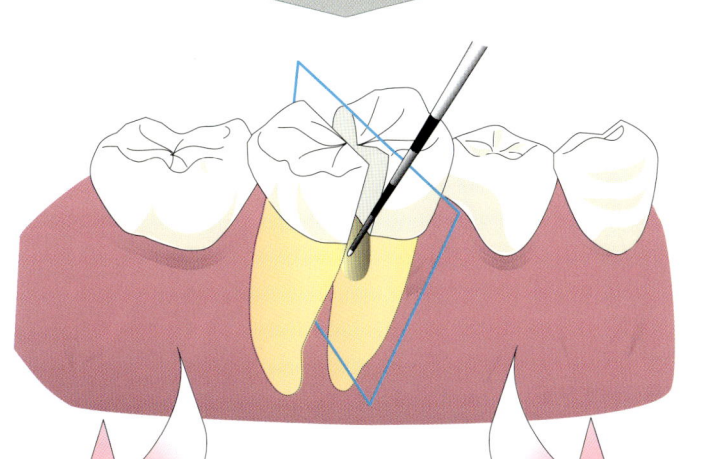

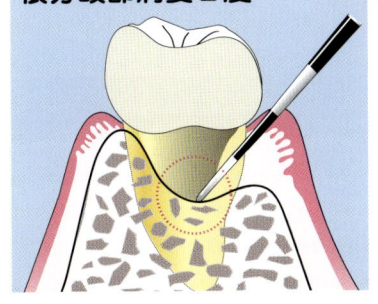

歯を断面から見てみると……　　　　歯を断面から見てみると……

根分岐部病変2度

根分岐部病変2度までは、少し斜めにプローブを挿入し、いちばん深いところを測定します。

根分岐部病変3度

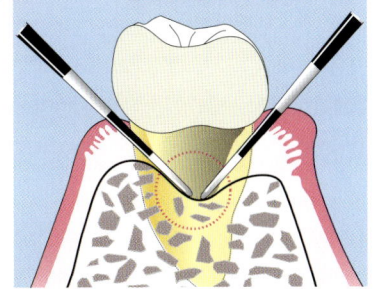

根分岐部病変3度ならば、隣接面の測定のしかたで、根の幅の半分まで少し斜めにプローブを挿入し、いちばん深いところを測定します。

先輩たちはここをチェックしている
ワンランクアップ！ 歯肉の状態の確認

付着歯肉を確認しよう

付着歯肉は、コラーゲン線維に富んだ丈夫な非可動歯肉です。この付着歯肉が存在することで口腔前庭が確保され、ブラッシングしやすくなったり、食片や唾液の流れをよくしたりします。

付着歯肉がないと、粘膜が動くたびに遊離歯肉がひっぱられ、ポケット形成誘発因子になります。

付着歯肉の幅は初診では測ることはありません。

初診の状態は歯肉の炎症があるため、本来の状態より数値が小さくなってしまいます。付着歯肉を測定するときは炎症が消退してからでよいでしょう。

● 付着歯肉の測定のしかた

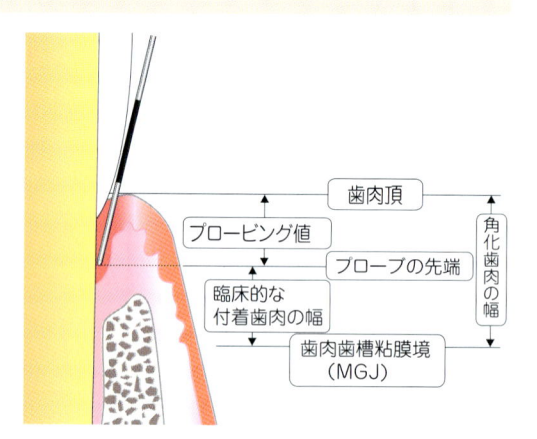

（図：歯肉頂、プロービング値、プローブの先端、臨床的な付着歯肉の幅、角化歯肉の幅、歯肉歯槽粘膜境（MGJ））

★臨床的測定法★
付着歯肉＝角化歯肉の幅－歯肉溝の深さ

臨床での付着歯肉の簡易的なみかたとしては、口唇をひっぱって、歯肉の可動・非可動の境界から、歯肉歯槽粘膜境を見極める方法があります。

● 臨床での付着歯肉のみかた

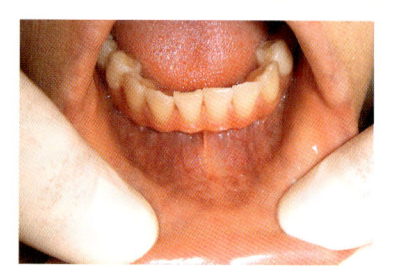

口唇は、少し上に上げるようにひっぱります。

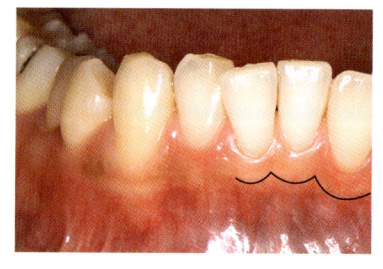

歯肉歯槽粘膜境は、口唇をひっぱり動かして色が異なるラインで見極めます。

第3部　さらにステップアップ　先輩歯科衛生士はココを見ている・こうやっている

小帯の位置も確認しよう

　小帯が歯肉辺縁部に近い位置まで入りこんでいる場合は、その小帯によって歯肉がひっぱられて、ポケットが形成されやすくなることがあります。

　また小帯の位置によっては、歯ブラシが当てにくくなり、プラークコントロールがしにくくなります。そのため、歯周病やう蝕へのリスクファクターとなります。

● 注意したい小帯の状態

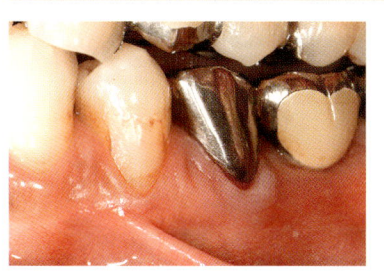

付着歯肉が少ないうえ、小帯が歯頸部付近に存在するため、咀嚼のたびに歯肉がひっぱられ、歯肉溝が開いてしまう。

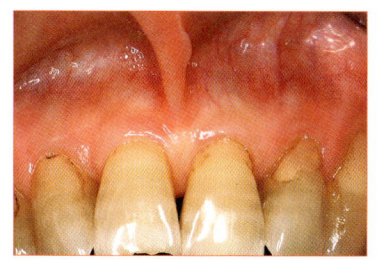

上唇小帯の付着が歯頸部付近にあるため、歯ブラシが当てにくく、歯頸部にプラークが残りやすい。

オーバーブラッシングを見極めよう

　臨床の中でよく目にするオーバーブラッシングによる歯肉の悲鳴！　皆さんはきちんと歯肉のSOSを見つけていますか？

　歯肉の悲鳴は、視診から確認できます。各症状の特徴や状態を頭に入れて、見落とさないようにしましょう。

● オーバーブラッシング　3つの顔

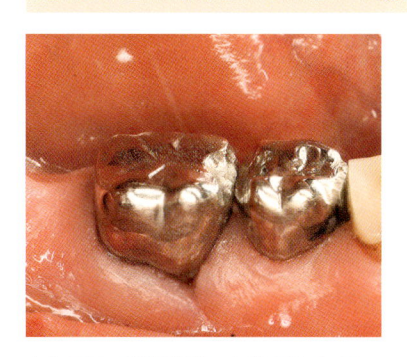

クレフトの臨床例。力をコントロールすると、歯肉は元に戻ります。しかし力を軽減しないと、歯肉はよりいっそう退縮の一途をたどります。

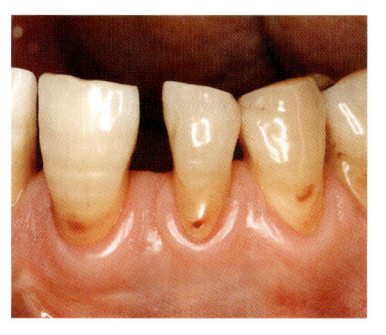

フェストゥーンの臨床例。歯肉がプクッと膨れた感じで、ふちどりしているように見えるのが特徴です。歯肉にはツヤ、ハリがあります。

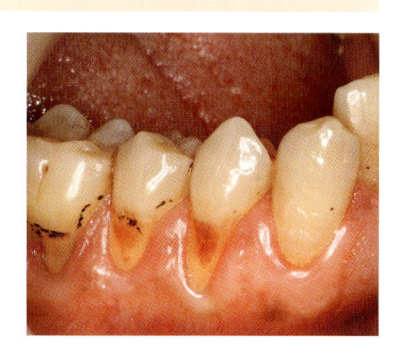

歯肉退縮とくさび状欠損の臨床例。根面が歯ブラシというヤスリをかけられているような感じで、歯肉は退縮していますが、根面とともにツヤがあります。

先輩たちはここをチェックしている
ワンランクアップ！
動揺について理解を深めよう

動揺があればすべてが病的な状態なのでしょうか？

私たちは臨床経験から、歯周病によって骨吸収が伴った歯に動揺が見られることは知っています。これは、炎症により歯周組織が緩んでいるというだけでなく、歯を支えている歯根（歯根膜と歯槽骨に支えられている部分）の長さに対して、歯冠と支持組織に覆われていない歯根の長さの比のバランスが崩れることにより起こるので、歯周治療後も動揺が残る場合が多くあります（この残った動揺は、病的な動揺ではありません）。

★なお、インプラントは骨とインプラント体がオッセオインテグレーション（骨結合）しているため、過剰な力をかけても動揺は起こりません。

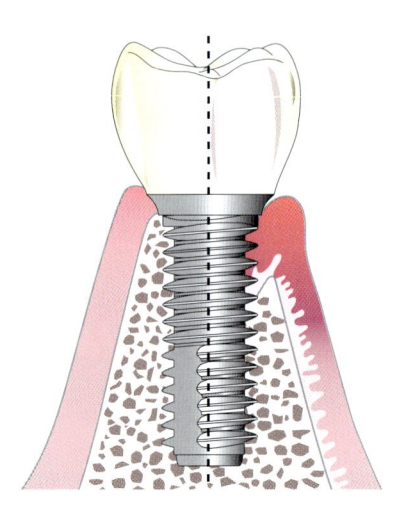

インプラント体は、天然歯のような生理的動揺は起こらない。

● 生理的な動揺について、理解しよう

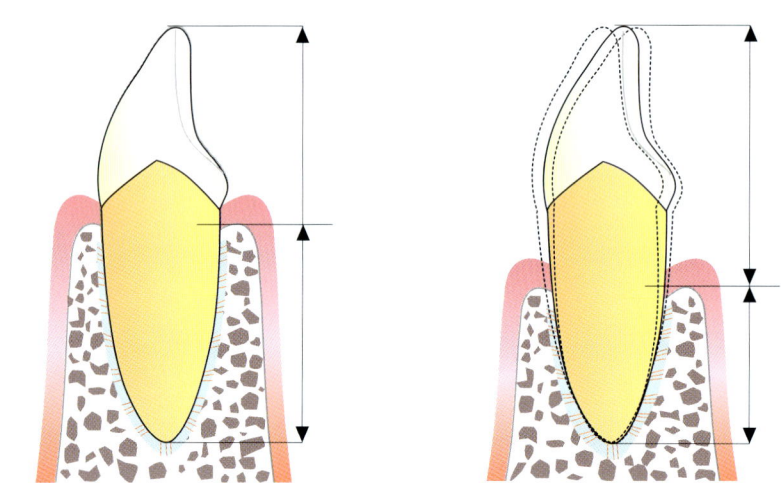

歯周治療後も動揺が残る場合があるが、それは病的ではありません。

● インプラントは動揺しない

第3部　チェックポイント

　第3部では、診査をより正確に行っていくために必要な知識を増やし、見える幅を広げていくための内容をまとめてみました。診査で測定を行うことに少し余裕が出てきた皆さんは、少しずつ視野を広げていき、同じ診査からより多くのものを読み取り、感じられるよう意識してほしいです。

１）歯根の特徴的な形態は把握できていますか？
２）根分岐部のポケット測定は確実にできますか？
３）付着歯肉の幅や小帯の位置も確認しましたか？
４）歯肉の異変にも目を向けていますか？

読み取る幅を広げるには、
　　　　　①より知りたいと思う探究心
　　　　　②どうして？と思う考える心
　　　　　　　　　　　　　　　　　を持つことです。

4

診査の幅を広げよう
もっといろんなことを知ろう

歯肉の表情が示す特徴を理解しよう

厚い歯肉と薄い歯肉を見極めよう

　歯肉には、厚い歯肉もあれば薄い歯肉もあります。

　厚めの歯肉は歯ブラシ圧にも強く、歯肉退縮も起こりにくいです。

　反対に薄い歯肉はブラッシング圧のダメージも大きく、歯ブラシの選択やストロークを誤ってしまうと、歯肉へのダメージが甚大になります。歯肉の薄い部位は、もともと骨の裏打ちが少ないか、もしくは裂開や開窓がある部位です。骨の裏打ちが少ない場合は、スケーリング・ルートプレーニングなどの処置を行うと歯肉退縮が起こりやすいです。

● 厚い歯肉と薄い歯肉

厚い歯肉の例

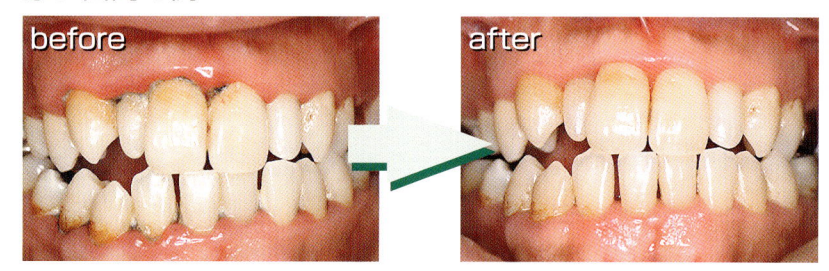

ブラッシングの影響を受けにくい丈夫な歯肉です。

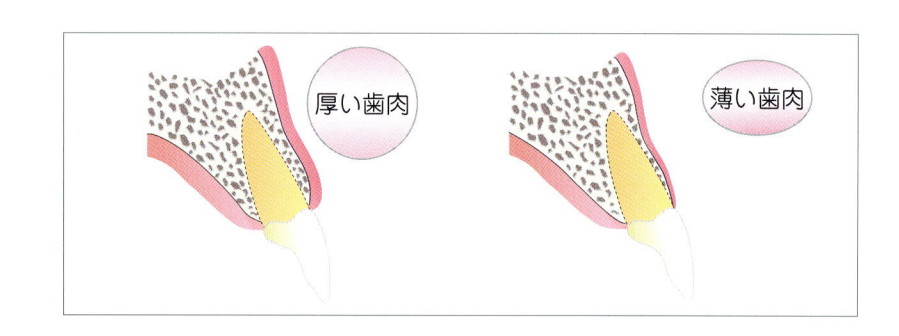

薄い歯肉の例

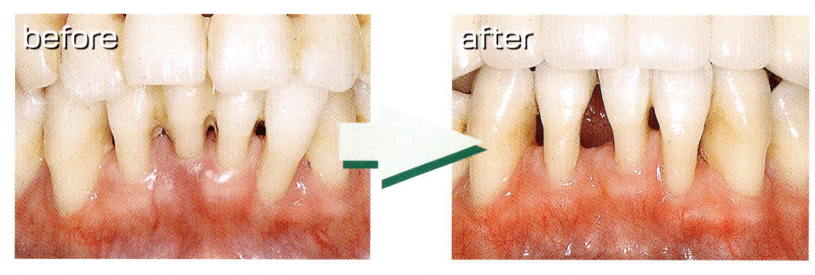

骨の裏打ちも少なく、歯肉が透けるように薄いため、歯ブラシの選び方やストローク、圧、毛先の方向など、細やかなサポートが必要になります。

浮腫性の炎症と線維性の炎症を見極めよう

歯肉の腫脹には、浮腫性と線維性があります。

炎症のはじめは浮腫性ですが、時間が経過してくると、歯肉が少しずつ線維性に変化してくることもあります。これは歯肉の炎症によって線維芽細胞が増えることにより変化するからです。

また、ヘビースモーカーであったり、高血圧などの薬の服用により歯肉が線維化しやすい方もいます。

● 浮腫性の炎症

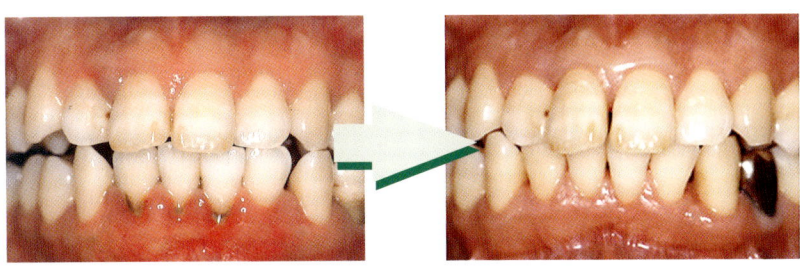

炎症した歯肉が軟らかく、赤みを帯び、歯間乳頭は丸くなります。治療の反応がよく、変化が出やすいです。

● 線維性の炎症

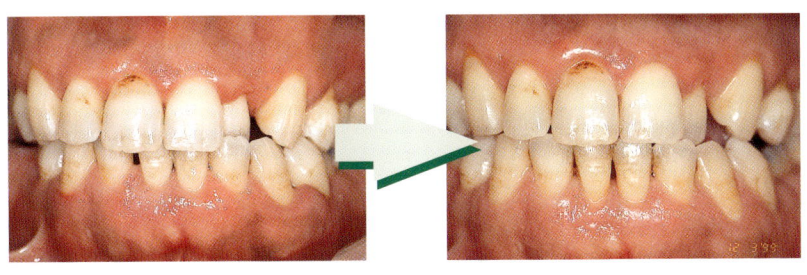

線維性に富んだ硬い歯肉です。治療による変化が出にくいのが特徴です。また、何らかのリスクファクターを持っている可能性があるので、しっかりと確認することが大切です。

知っててよかった！　その⑩　線維性の歯肉を呈しやすい人とは？

喫煙や薬による副作用・口呼吸により、線維性の歯肉を呈しやすくなります。

薬の副作用や口呼吸による線維性の増殖は視診と問診にて原因を予測することができますが、薬の副作用と思われる場合には、患者さんの服薬状況をしっかりと把握することが大切です。

線維性の歯肉増殖が起こりやすい薬として、血圧降下薬（カルシウム拮抗薬）、免疫抑制薬、抗てんかん薬などがあります。薬の種類はとても多いので、服薬状況の確認のほか、専門書などで副作用に関しても把握するようにしましょう。

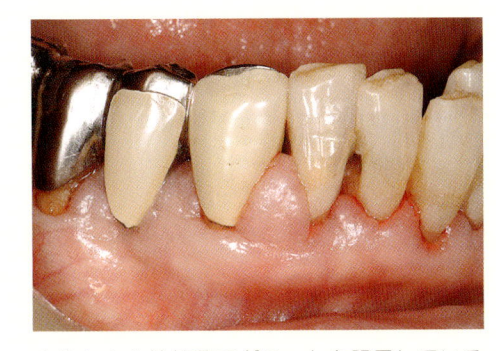

カルシウム拮抗薬アダラートを服用している患者さん。部分的に歯肉が著しく腫脹しており、表面に凹凸のある線維性の歯肉を呈している。

75

プロービング時に一緒に確認したい
＋αな検査

歯肉退縮量を記録しておこう

　薄い歯肉の場合、オーバーブラッシングなどちょっとしたことで歯肉が退縮してしまいます。わずかな変化は見逃しやすく、いったん退縮してしまうと戻すのが難しくなってしまいます。最近は根面露出に対する審美的な要求も高く、高齢になると根面う蝕の発生という問題にもつながってきます。歯肉退縮量を記録しておくことで、患者さんへのきめ細かなアドバイスに役立てましょう。

● 歯肉退縮量の測定

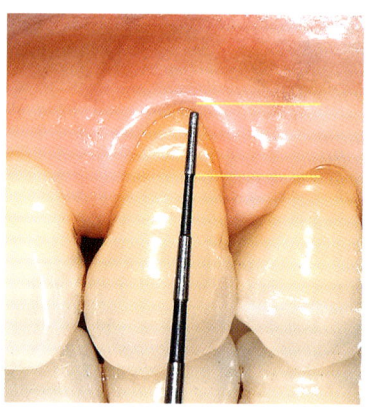

歯肉退縮を起こしている部位のみ測定し、測定箇所はその部位のもっとも退縮しているところの、セメント－エナメル境から歯肉辺縁までをプローブで測定します。修復物のある部位では、修復物の境目を基準にして測定します。

クリニカルアタッチメントレベルの測定はとても重要

　アタッチメントレベルは、歯肉退縮とともに重要な指標で、セメント－エナメル境（CEJ）から付着の上端（ポケット底）間の距離をいいます。臨床的にはクリニカルアタッチメントレベルといって、プロービング値と同様にプローブの先端までの距離で現します。実際の測定は、歯肉退縮量が測定されていれば、計算で求めてもかまいません。歯周病の進行を知る重要な指標となります。

● 付着の喪失量＝クリニカルアタッチメントレベル？

クリニカルアタッチメントレベル＝
プロービング値　歯肉退縮量
5 mm ＋ 3 mm ＝ 8 mm

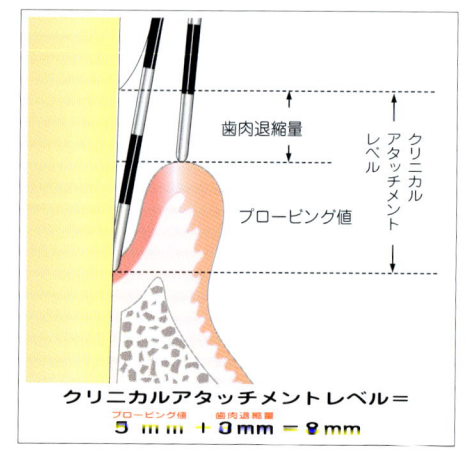

歯肉の退縮している部位のみで計測します。ポケットにプローブを挿入して、プローブ先端からCEJ（修復物のある部位では修復物の境目）までを測定します。ただし、歯肉退縮量を測定していれば、ポケットに何度もプローブを挿入しなくても、プロービング値に歯肉退縮量を足し、計算で求めてもかまいません。

プローブの値を総合的に判断しよう

歯周治療が成功すれば付着を獲得してポケットは浅くなります。これをアタッチメントゲインといいます。長い上皮性付着とコラーゲン線維によるアダプテーションにより、プローブが入らなくなった状態です。ではポケットが浅くなった分だけアタッチメントゲインを起こしたのでしょうか？　図に示すように、歯肉退縮でもポケットは浅くなります。ここでも歯肉退縮の記録は重要になります。

メインテナンス中に再発してもあわてずに

メインテナンス中にポケットが深くなってしまった……歯周病が進行してしまったのでしょうか？

このような場合は、初診時のアタッチメントレベルと比較してみてください。アタッチメントレベルが大きくなっていれば、明らかに歯周病は進行しています。ポケットは深くなってもアタッチメントレベルに変化がなければ、プラークコントロールの強化と歯肉縁下の処置をもう一度行うことによって、多くの場合、改善します。

見逃しやすい歯周病の進行

歯周病の進行を長期にわたって観察する際には、プロービング値だけでは進行を見逃してしまうことがあります（右図）。アタッチメントレベルを記録しておけば、進行に対して早期に対処することができます。歯肉退縮量やアタッチメントレベルを記録し、総合的に判断するようにしましょう。

● プローブの値を総合的に判断しよう

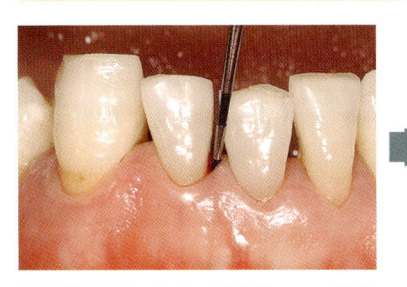

初診時プロービング値6mm、歯肉退縮量0mm。

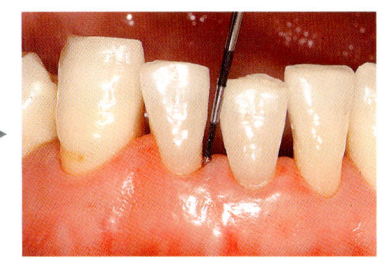

再評価時プロービング値3mm、歯肉退縮量2mm。アタッチメントゲインは1mm。

● これは再発？　メインテナンス中のプロービング値の増加をどう考える？

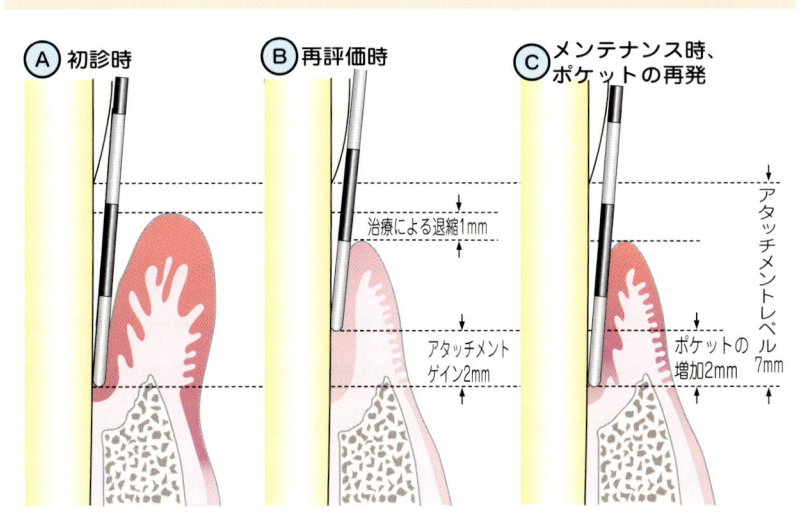

A 初診時　　B 再評価時　　C メンテナンス時、ポケットの再発

治療による退縮1mm
アタッチメントゲイン2mm
アタッチメントレベル7mm
ポケットの増加2mm

初診時（A）のプロービング値は6mm、再評価時（B）は3mmです。メインテナンス時（C）では、プロービング値は5mmになりました。しかし、アタッチメントレベルは初診時と変わらず7mmなので、再発はしたものの、新たに歯周組織が破壊されたわけではありません。

● 見逃しやすい歯周病の進行

再評価時：歯周辺縁5mm、ポケット底2mm
メンテナンス時：CEJ 6mm、2mm

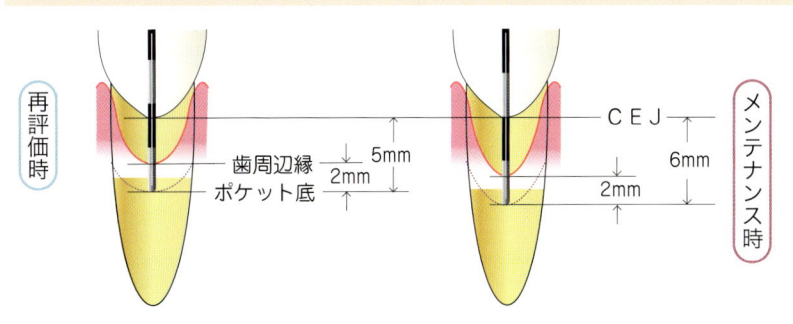

プロービング値は再評価時・メインテナンス時ともに2mm。両者の違いがわかりますか？　一見変化がないように感じますが、実際には1mmのアタッチメントロスが生じています。

複根歯のココに着眼しよう

エックス線写真で複根歯を見る際のポイント

複根歯を確認するとき、根分岐部病変の有無ばかりに注意がいきがちですが、その歯の持つ解剖学的な特徴も診査することで、その歯に対するケアの手法も大きく変わってきます。

複根歯を確認する際のポイントは、各根のルートトランクの長さ（A）、根の形態（B）、根の離開度（C）です。

根分岐部病変の発症しやすい複根歯とは？

上下顎とも、根分岐部病変の発症しやすい複根歯は、ルートトランクの長さに関係します。ルートトランクが短い歯ほど、根分岐部病変に罹患しやすいのです。

上下顎ともに、先天的な根の形態的特徴から6番のルートトランクは短く、根の離開度は広いです。

それに対し、7番はルートトランクが長く根が癒着していることもあり、根の分岐は根尖近く、という歯もよく見られます。

この両者の場合、7番より6番のほうが根分岐部病変の発生率は高いと考えられます。

● 複根歯でかならずチェックしておきたい解剖学的特徴

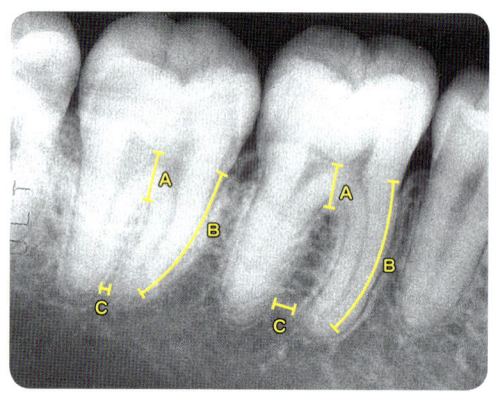

一般的に、解剖学的な特徴から、6番のほうが7番よりもルートトランクが短く、また根の離開度も広いため、根分岐部病変に罹患しやすいです。しかし、いったん根分岐部病変が発症すると、6番より7番のほうがルートトランクが長く離開度も狭いため、感染の除去は困難になります。

● 大臼歯の根形態の違いと根分岐部病変

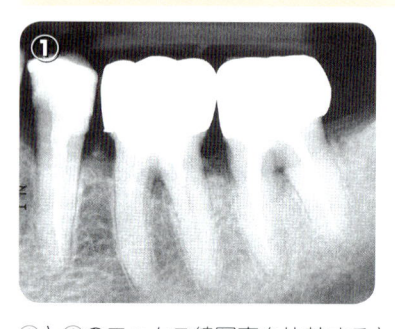

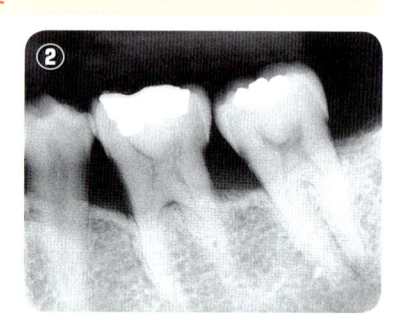

①と②のエックス線写真を比較すると、①はルートトランクが短いため、骨吸収量が少ないにもかかわらず6|、7|ともに根分岐部まで病変が達しています。ところが②では、ルートトランクが長いため、大きな骨吸収がある|6は根分岐部まで病変が達していますが、|7は骨吸収が少ないため病変は根分岐部まで達していません。このようにルートトランクの長短によって、根分岐部病変の発症の仕方に差ができてきます。

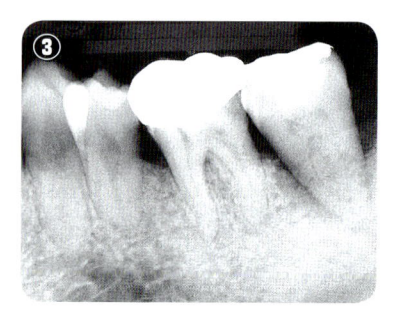

③|7の根が癒着しているため、癒着部に深いグループが存在し、そのグループに沿って深いポケットが存在しています。

インプラント植立部位の検査方法もマスターしよう

インプラント植立部位の検査では、まず視診により粘膜の状態とプラークコントロールを確認します。インプラント周囲炎を起こした場合、歯面によって感染の進行速度が異なる天然歯と異なり、全周同時に進行します。しかし、インプラント上部構造の形態やインプラント体の埋入方向・埋入深度によって測定値が大きく異なることもあるため、プローブを用いて、天然歯と同様に6点法または4点法でプロービングします。また周囲骨の変化は、1年ごとのエックス線写真撮影によって確認します。

現在のところ、インプラント周囲炎の確定的な治療方法が存在しないため、感染が起こらないように患者教育やブラッシング指導を徹底することが大切です。定期的な観察を行い、万が一インプラント周囲粘膜炎が起こったら、インプラント周囲炎に移行しないように何らかの対策を行うことが必要です。

● **インプラント植立部位の状態を、まずはチェック！**

まず最初にチェック！
歯肉の発赤
腫脹
色調
ハリ
ツヤ
の観察をしましょう

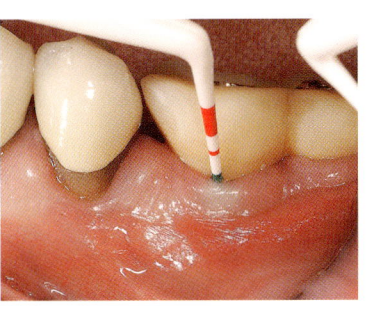

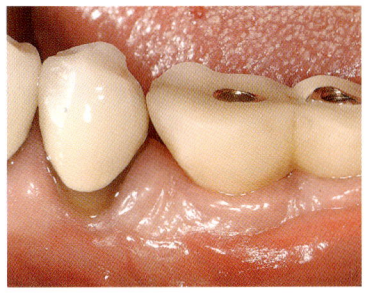

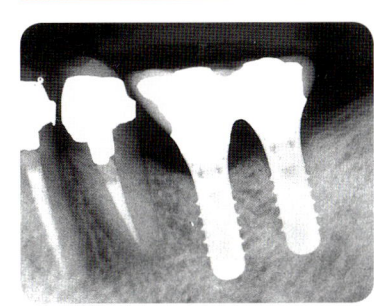

インプラント埋入後5年、良好に経過している症例です。周囲の軟組織はピンク色で引き締まり、補綴物にきつく密着しています。プローブを挿入すると、健康で引き締まっているためか貧血帯を生じ、出血もありません。

● **インプラント体周囲の囲繞性の骨吸収像**

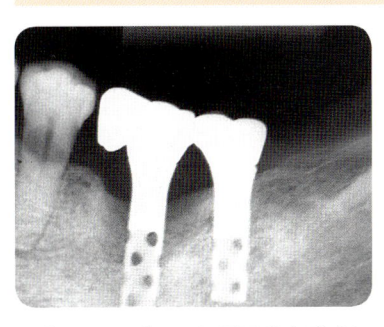

重度のインプラント周囲炎を発症したエックス線写真。深い囲繞性の骨吸収像を呈しています。

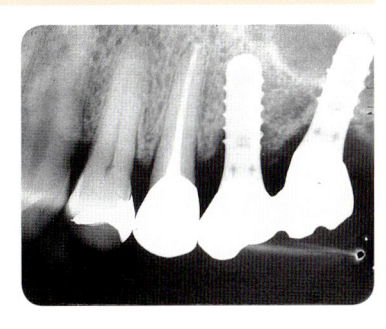

軽度のインプラント周囲炎の臨床像。重篤度にかかわらず、骨吸収は囲繞性に進みます。

もちろん確認！ 歯の状態

う蝕を見逃さない

① 初期う蝕を見逃さない眼を持とう

歯周治療を行ううえで、歯周組織の状態だけを把握するだけでなく、患者さんの口腔内全体を把握することが大切です。

患者さんの関心は、やはり歯周組織より歯の状態なのです。

う蝕も、歯周病と同様に、大きなう蝕より初期う蝕を見つけられる目を養いましょう。

● 初期う蝕を見逃さない観察方法

① 歯をよく乾燥させる
② ミラーを使って、光を歯に集めて見る
③ ミラーでさまざまな角度から確認する
④ 歯の色の変化を見逃さない
⑤ 光で透かしてみる

● 初期う蝕の観察の実際

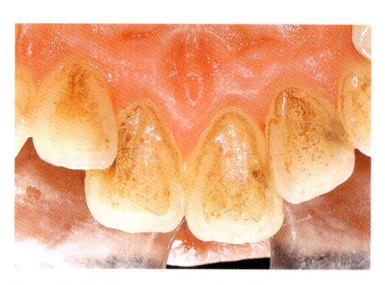

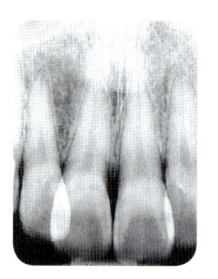

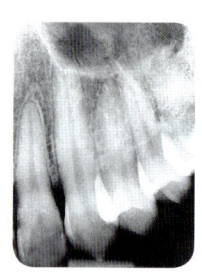

強い光を当ててみると、|2遠心に象牙質まで進行したう蝕が見られます。1|遠心にも初期う蝕が見られますが、進行程度ははっきりわかりません。

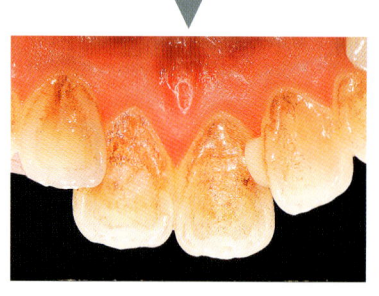

1|遠心の初期う蝕を肉眼で確認するため、矯正用のセパレーティングモジュールが歯間部に挿入されました。

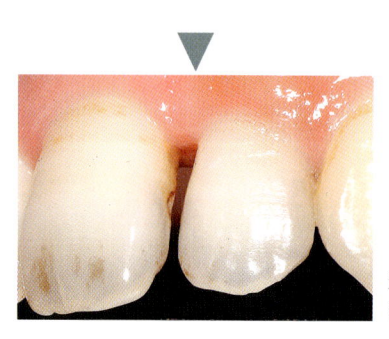

1週間後、モジュールを外してみると、1|遠心面に実質欠損を伴ったう窩が確認できました。

② 近年急増！ 根面う蝕にも関心を持とう

最近は高齢者の残存歯が増え、歯周治療の結果、歯肉の退縮が生じ、根面が露出している方が多くなりました。臨床の場でも、根面う蝕には頭をかかえています。

エナメル質う蝕と違って、根面う蝕は進行が早い場合が多く、適切な治療が施しにくいことから、処置さえ行うことができない場合もあります。

● 根面う蝕は歯周治療と切っても切れない関係……

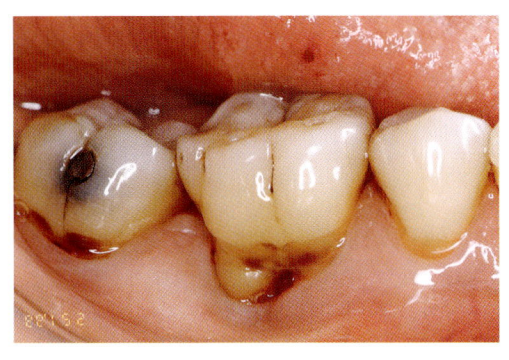

近心根遠心面の根分岐部の中に小さなう蝕らしき凹凸が触診で確認されました。ホームケアとプロフェッショナルケアを強化しましたが……

その後…

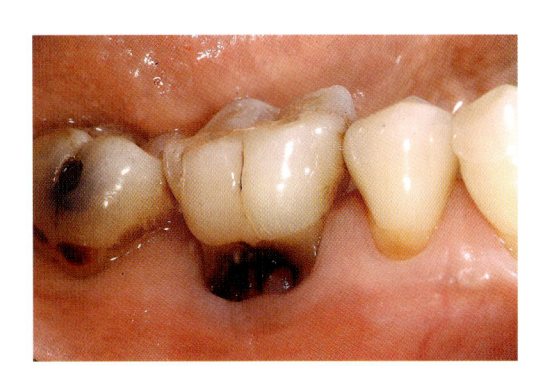

患者さんは熱心にブラッシングされましたが、進行してしまいました。根分岐部内や、歯肉縁下にも広がり、治療は困難な状況です。

不良補綴物を見逃さない

時には日常臨床の中で、不良補綴物を見かけることもあります。不良補綴物の周辺は、プラークコントロールが不良になりやすく、マージン部からう蝕になっている症例を見かけます。

う蝕リスクが高ければ、患者さんに状態をお伝えして、予防的に再治療することもあります。

● 不良補綴物はリスク部位

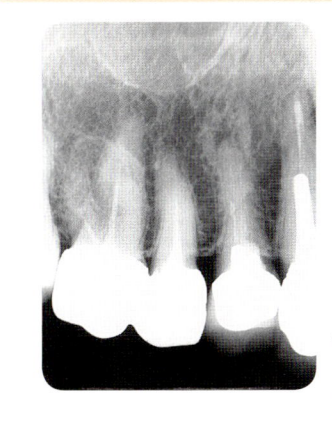

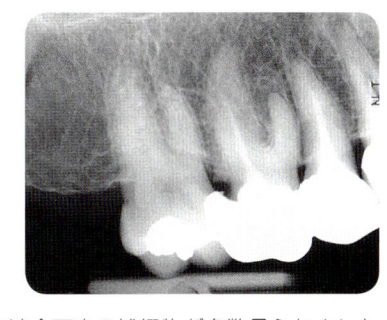

初診時に適合不良の補綴物が多数見られましたが、この症例では患者さんの希望と年齢を考慮して再治療は行われませんでした。8年後、6｜遠心冠のマージン部より二次う蝕が進行しており、再治療を行いました。

口腔粘膜・舌・唾液の状況も確認しよう

① 口腔粘膜疾患はありませんか？

口内炎（アフタ）

口内炎（アフタ）は、粘膜を中心に、粘膜以外の舌や歯肉にも出現します。中央が白く潰瘍なっており、その周囲を赤い部分が取り巻いています。

できはじめに痛みを伴いますが、7～10日ほどで自然に治癒します。

ミラーテクニック時には、口内炎を刺激しないように、十分に注意が必要です。

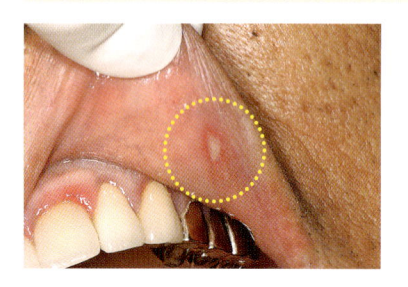

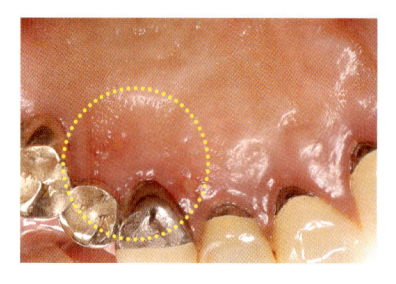

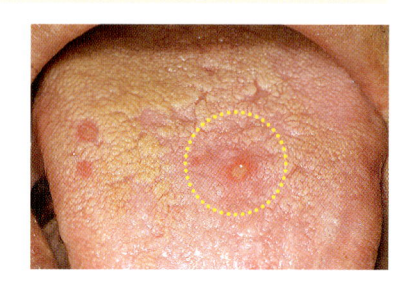

● 口内炎（アフタ）

口内炎（アフタ）は、舌や粘膜、口蓋などにも見られるため、口腔内全体を確認しましょう。

カンジダ症

口腔内常在菌であるカンジダによって引き起こされる疾患です。

老人など体力の落ちている患者さんによく見られ、特に義歯を装着している患者さんで、義歯の管理が不十分な方に発症しやすい疾患です。

● カンジダ症

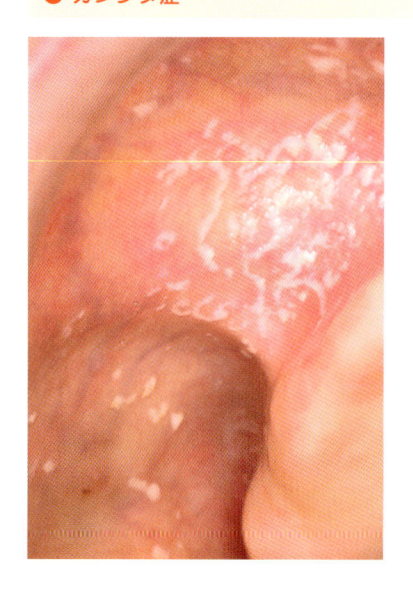

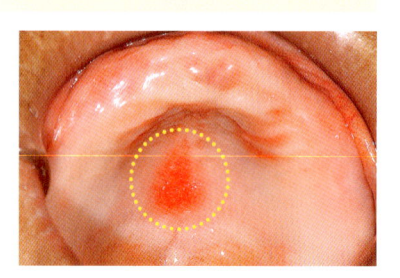

口蓋中央部義歯床下粘膜に発症したカンジダ症。表面は小さな凹凸を伴い発赤を呈しています。

偽膜性カンジダ症。粘膜表面に乳白色の被苔を呈しています。ガーゼなどでふき取ることができます。

② 舌に異常は認められませんか？

舌の圧痕

　舌を確認した際、写真のような圧痕が認められる場合には、クレンチング（噛みしめ）の存在を疑いましょう。

　クレンチングの強い患者さんは、歯の破折などをおこしやすいため、注意が必要です。

● 舌の圧痕

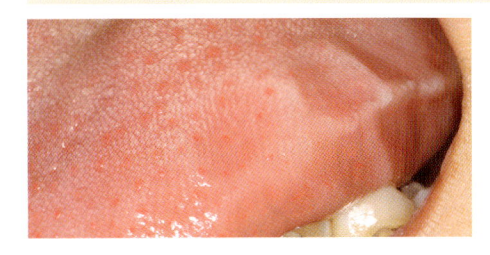

舌の側方部に、歯の圧痕が認められます。

地図状舌

　ストレスが原因の1つとも言われていますが、主たる原因は不明です。赤と白が混ざった大きな地図状の模様をしていて、赤白の境界ははっきりしています。

　まれに痛みを伴う場合もありますが、基本的には治療の必要はありません。患者さんが気にされている場合もあるので、きちんと説明してあげると、安心されると思います。

● 地図状舌

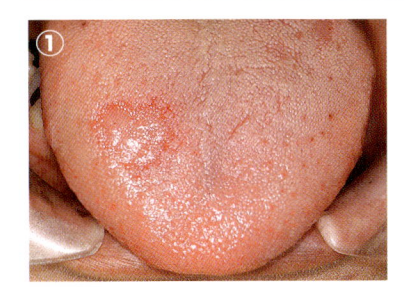

地図状舌の進行過程（①〜③はそれぞれ別の患者さんです）。
①地図状舌のごく初期の段階で、辺縁に赤みを帯びた直径15mmの円形の病変が見られます。
②いくつかの病変が次第に大きくなり、癒合していきます。
③舌全体に地図状に広がっています。

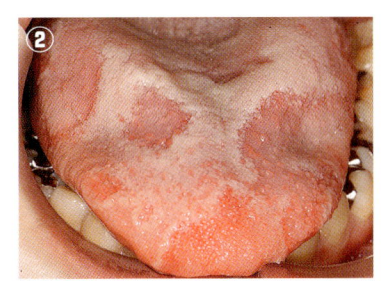

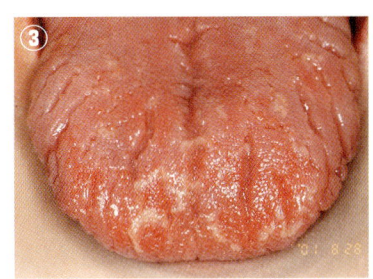

③ 唾液の状態……口腔内の乾燥状態も確認しましょう

　最近では、唾液が減少ぎみの患者さんがよく見られるようになりました。唾液が減少する原因としては、薬の服用、全身疾患（たとえばシェーグレン症候群）などが挙げられます。唾液が減少してくると、緩衝能の働きが低くなり、プラークの粘着度が高まったり、細菌が繁殖しやすく、う蝕リスクが高くなります。唾液が減少する理由は患者さんによって異なります。何が原因で起こっているかを把握するようにしましょう。

● 唾液量が少なく、口腔内が乾燥気味の患者さん

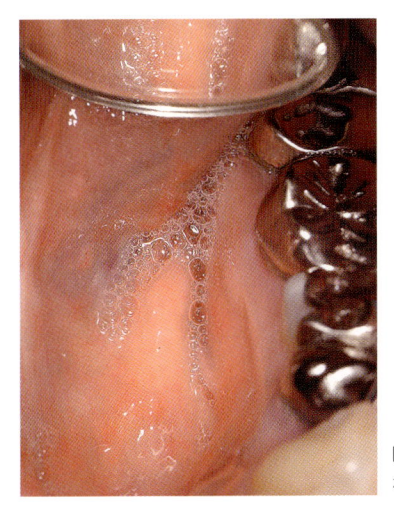

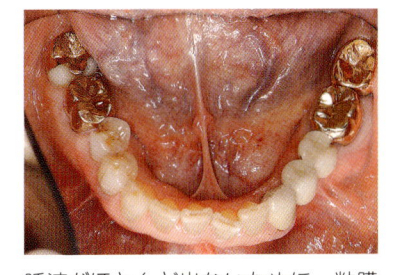

唾液がほとんど出ないために、粘膜がピカピカに光っています。

唾液の減少してくると、唾液の粘性が高くなり、気泡が多く現れやすくなります。

5

歯周病に強くなろう！
歯周病の基礎知識

まずはしっかり理解しよう！①
健康で正常な歯周組織に強くなる

健康で正常な歯周組織はどうなっているの？

　健康な歯周組織は、歯肉辺縁にコーラルピンクのやや丸みを帯びた辺縁歯肉が見られます。歯間部には三角形の歯間乳頭が見られ、歯肉辺縁の連なりは、スキャロップ形態になります。

　遊離歯肉に続く付着歯肉との境には、遊離歯肉溝と呼ばれる溝が存在する場合があります（成人の30〜40％）。

　付着歯肉は、コラーゲン線維によって骨やセメント質と強固に結合しているため、非可動性で、硬く引き締まり、スティップリング（ポツポツとした小さなくぼみ）が見られます。

　歯肉歯槽粘膜境から根尖側には、歯槽粘膜が存在します。歯槽粘膜は暗赤色で、骨との結合がゆるいため、可動性です。

● 健康で正常な歯周組織の臨床像

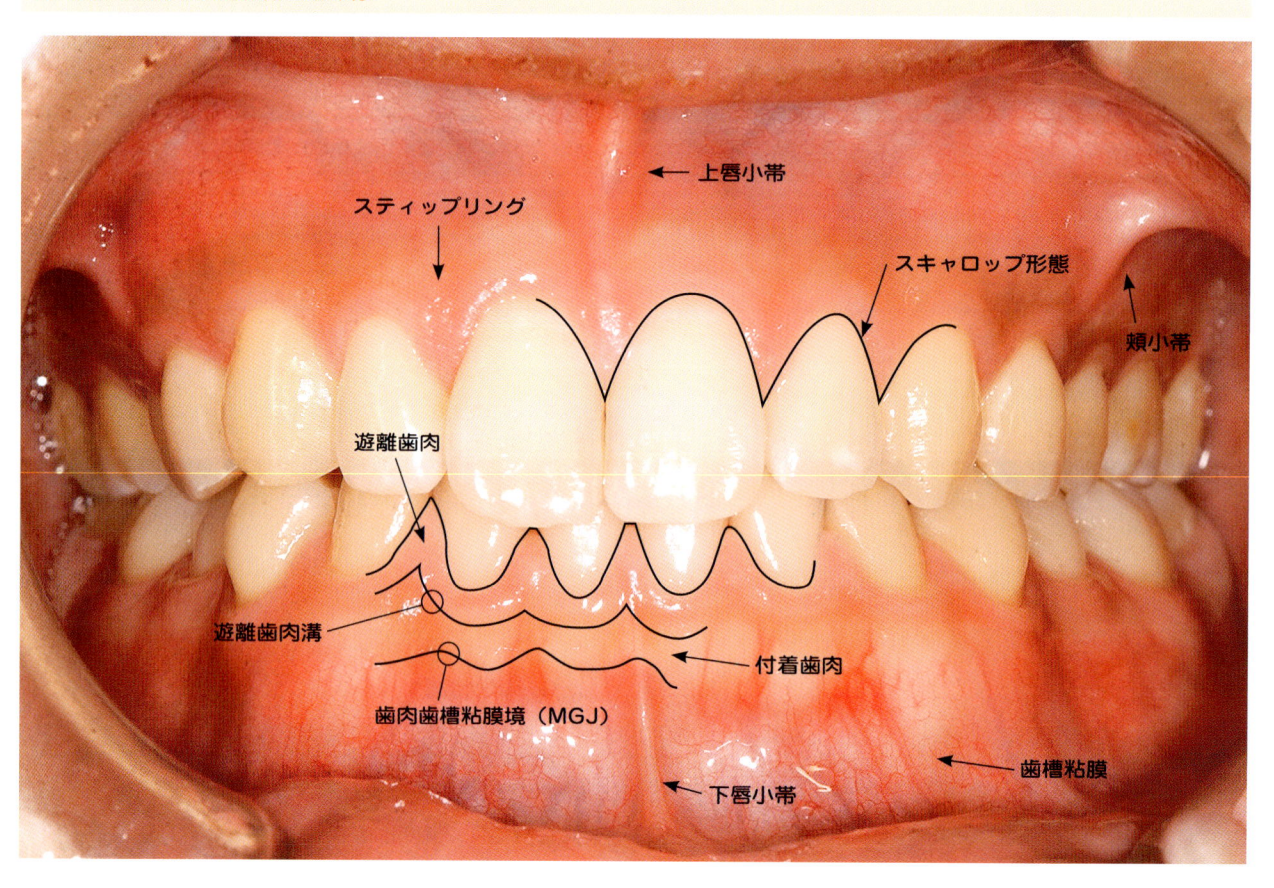

ラベル：スティップリング、上唇小帯、スキャロップ形態、頬小帯、遊離歯肉、遊離歯肉溝、付着歯肉、歯肉歯槽粘膜境（MGJ）、下唇小帯、歯槽粘膜

第5部　歯周病に強くなろう！　歯周病の基礎知識

● 50歳女性の健康な口腔内

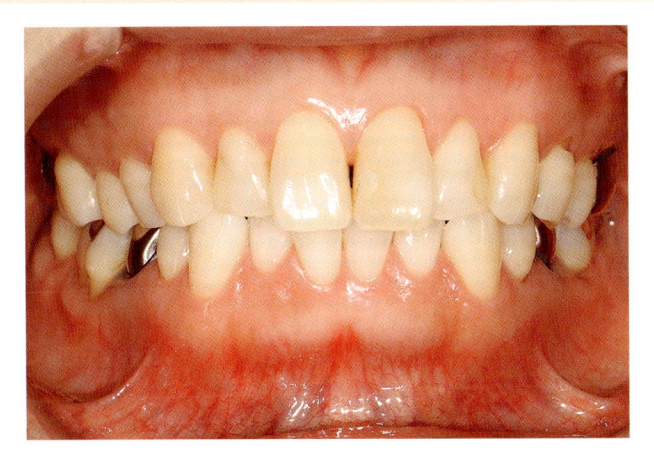

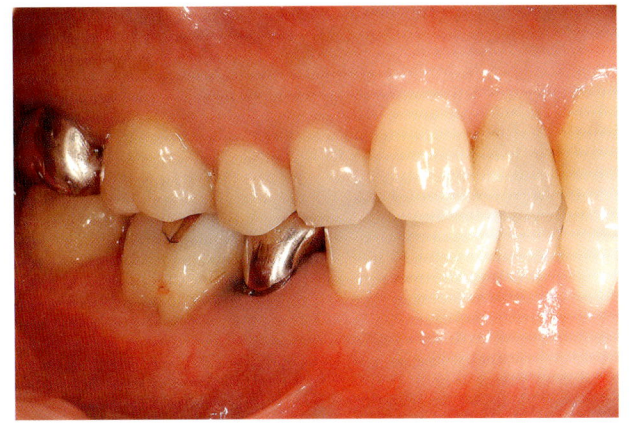

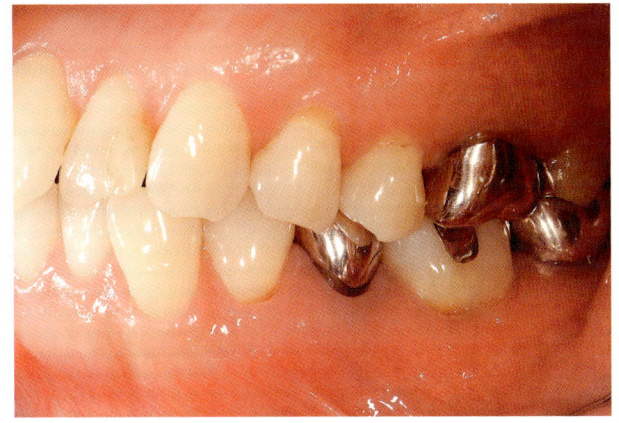

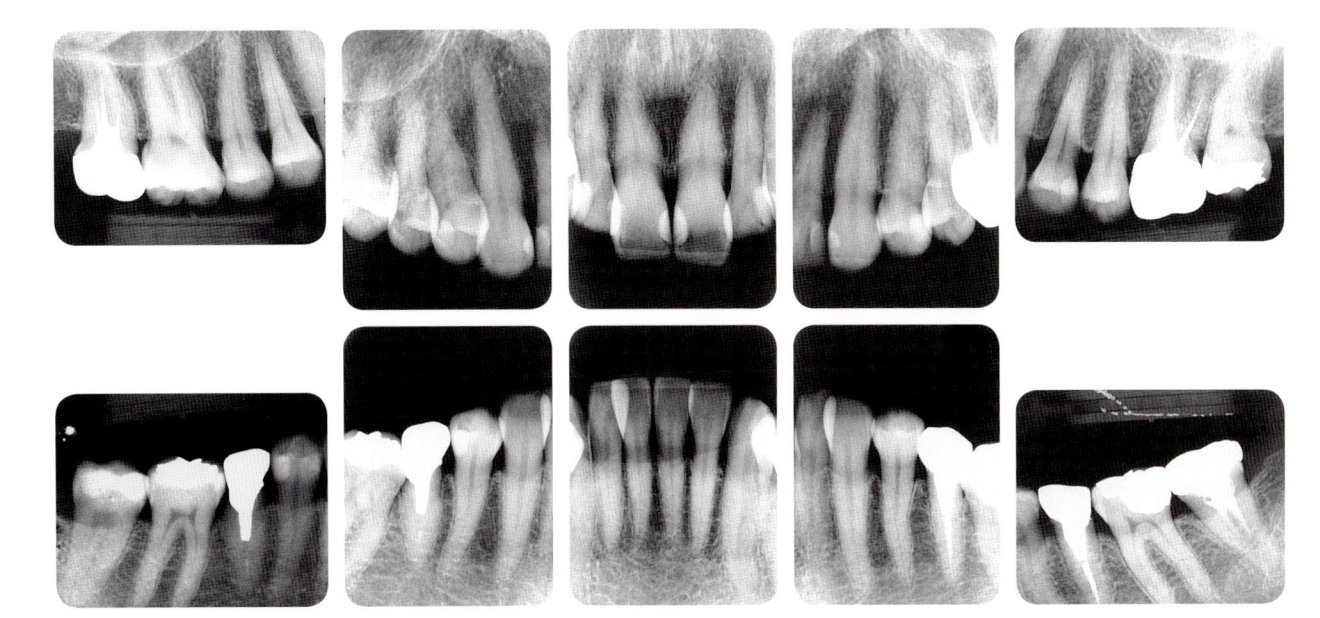

50歳女性です。特記すべき全身疾患はなく、ノンスモーカーです。6年間のメインテナンスを続けています。補綴物など問題はありますが、患者本人の希望によりそのまま経過を観察しています。歯周組織は頬側に一部退縮が見られますが、エックス線写真上では歯間部の骨吸収像は見られず、ほぼ健康な状態を保っているといえるでしょう。

● 18歳男性の健康な口腔内

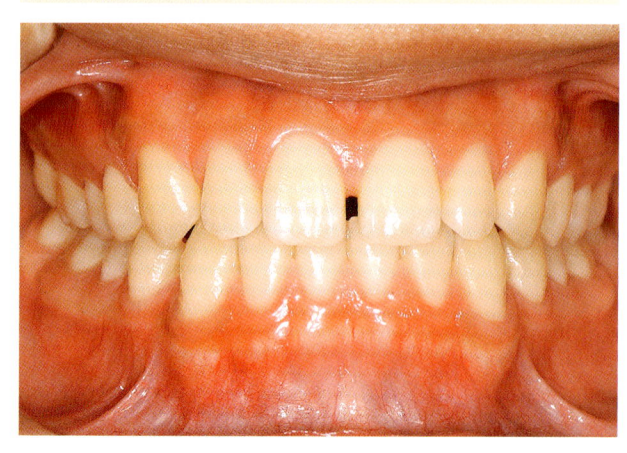

18歳男性です。特記すべき全身疾患はなく、ノンスモーカーです。10年間メインテナンスを続けています。当初よりプラークコントロールはよく、ややオーバーブラッシングで頬側に退縮の傾向が見られますが、歯および歯周組織の健康は維持されています。

● 28歳女性の健康な口腔内

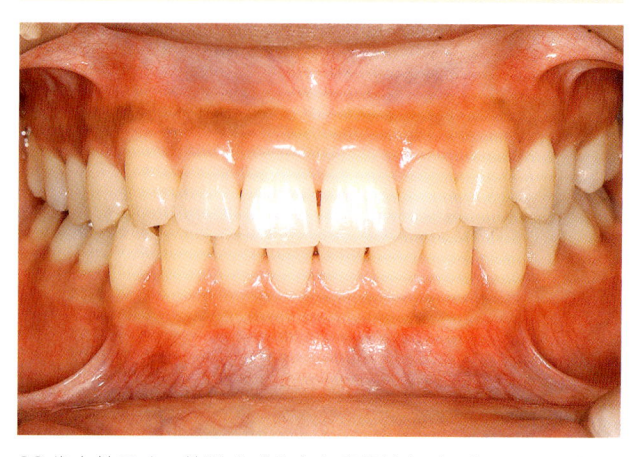

28歳女性です。特記すべき全身疾患はなく、ノンスモーカーです。10年前より3年間メインテナンスを受診、途中来院が途絶えましたが、今は再開しています。う蝕リスクが高く、初診当初すでに数歯の隣接面に充填物があり、新たに3歯の隣接面う蝕を充填しましたが、歯周組織は健康です。

● 65歳男性の健康な口腔内

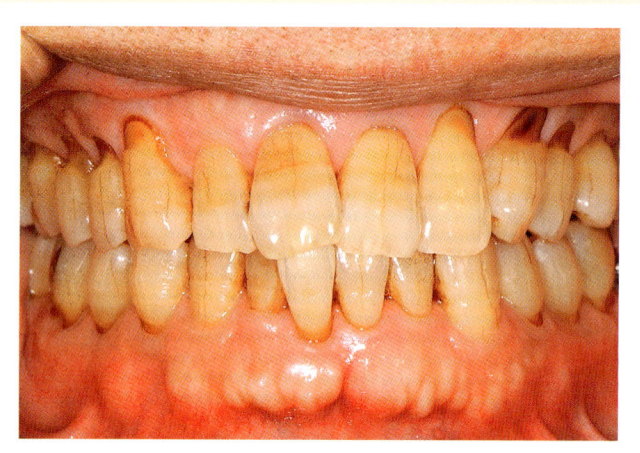

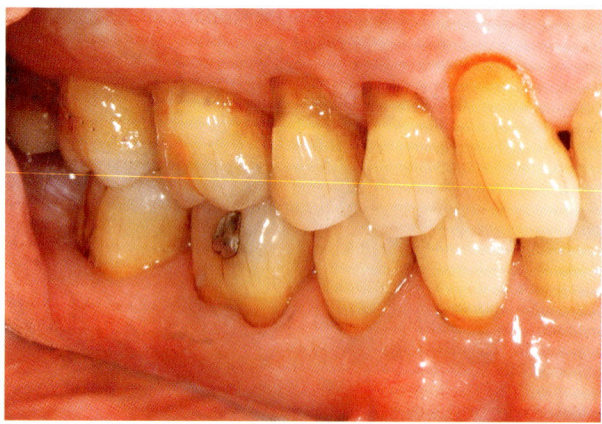

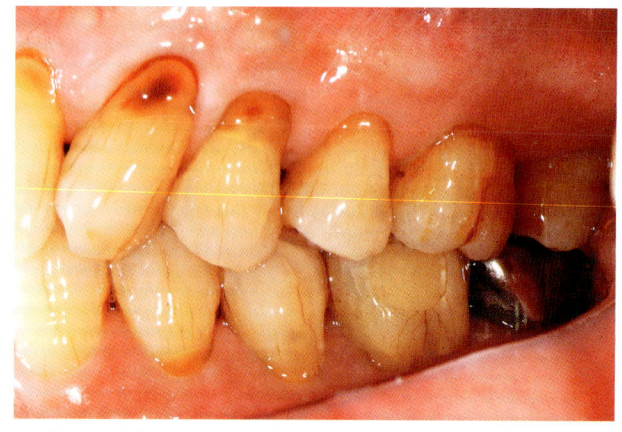

65歳男性です。糖尿病と高血圧症の既往があり現在加療中で、40代より禁煙中です。唾液の減少傾向が見られますが、今のところは歯や歯周組織に影響は見られません。初診時のう蝕治療以降、10年間メインテナンスを受診し、オーバーブラッシングによる歯肉退縮はあるものの、歯および歯周組織の健康は保たれています。適切なプラークコントロールが維持できれば、歯周組織は健康を維持し、減少を招くことはありません。

まずはしっかり理解しよう！②
歯肉炎に罹患した歯周組織に強くなる

歯肉炎に罹患した歯周組織はどうなっているの？

歯肉炎に罹患すると歯肉は腫脹し赤みを帯びてきます。一般的に歯間乳頭部より始まり辺縁歯肉に広がります。歯肉溝滲出液が増加し、ブラッシングなどの刺激で容易に出血します。遊離歯肉溝やスティップリングは消失し仮性ポケットが形成され、ときに線維性に肥厚して帯状を呈します。下顎前歯舌側や上顎臼歯頬側などの唾液腺開口部付近には白っぽい縁上歯石が見られることもあります。

TheiladeとLöeらの研究（1966）では、ブラッシングを中止すれば9〜21日間で歯肉炎は発症しますが、再開すれば約8日間で炎症が消退することがわかっています。

歯肉炎は適切な治療を行えば、もとの状態に治癒することができます。

● 歯肉炎に罹患した歯周組織の臨床像

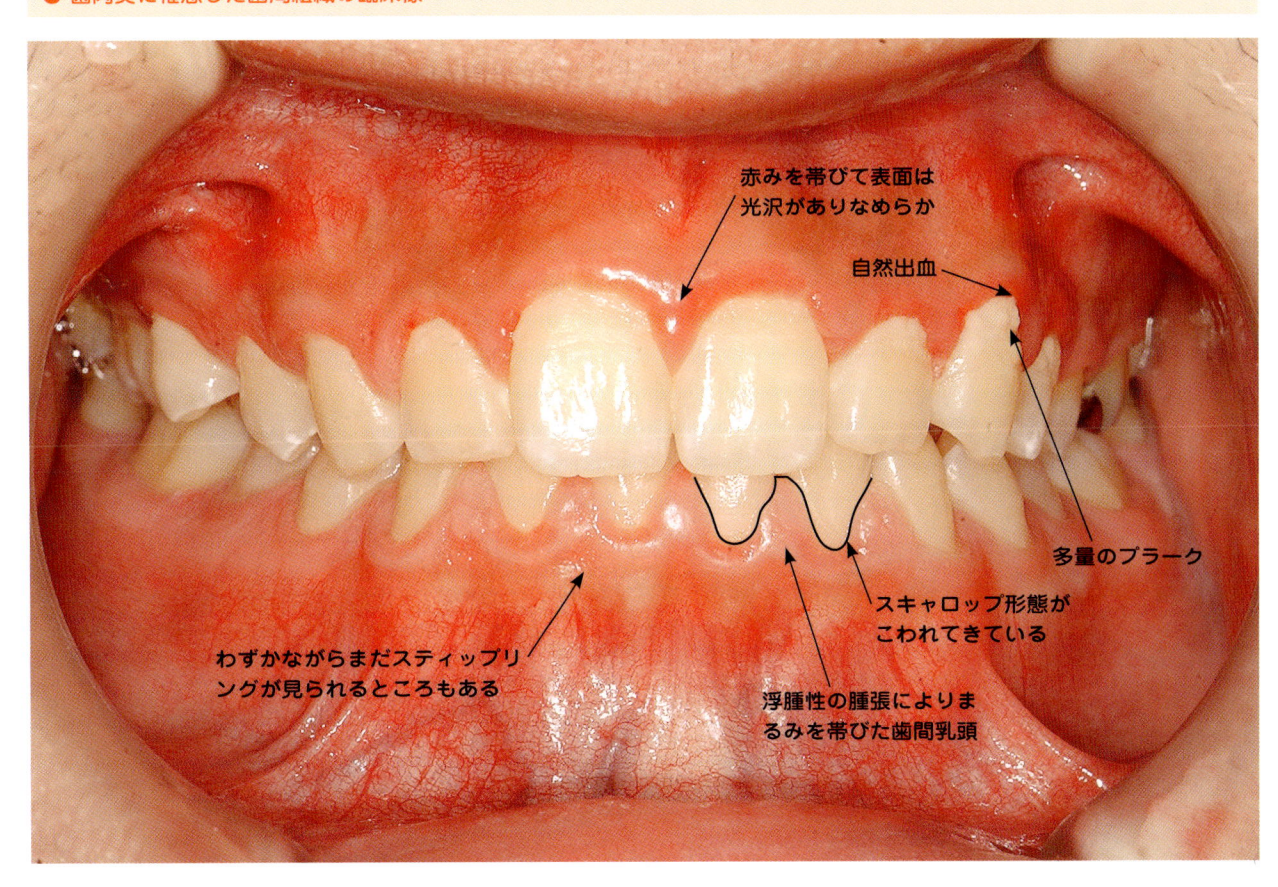

（臨床写真：赤みを帯びて表面は光沢がありなめらか／自然出血／多量のプラーク／スキャロップ形態がこわれてきている／浮腫性の腫脹によりまるみを帯びた歯間乳頭／わずかながらまだスティップリングが見られるところもある）

● 22歳男性の歯肉炎の臨床像

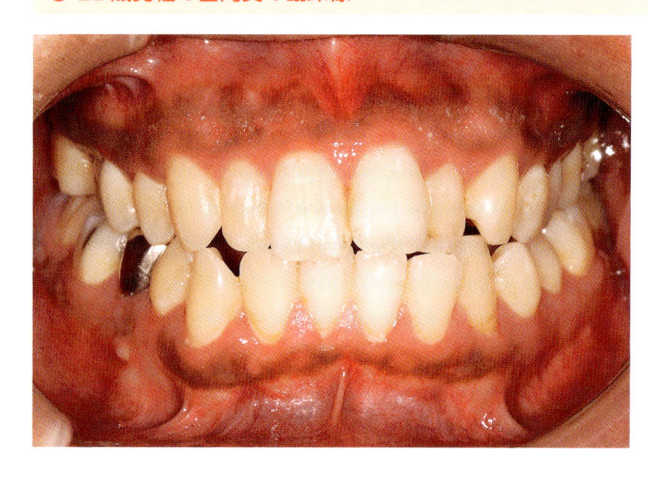

22歳男性、スモーカー（1日約15本、喫煙暦5年）です。ブラッシング状態は不良です。喫煙者特有の線維性の歯肉で、発赤・腫脹はさほど見られません。プローブで触ると、すべての部位より出血が認められます。エックス線写真上では骨吸収像は見られず、歯肉炎と診断されました。

● 14歳男性の歯肉炎の臨床像

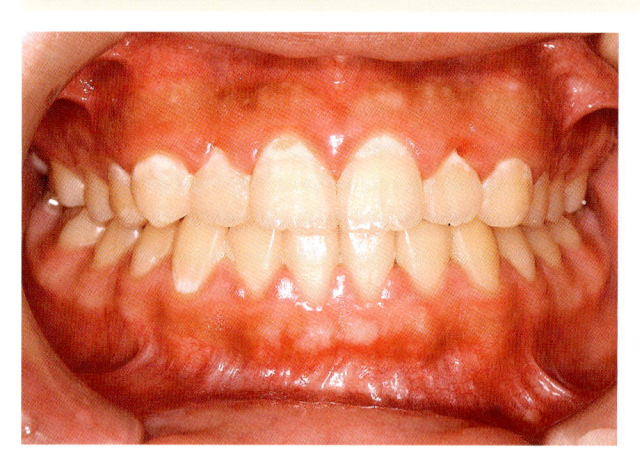

14歳男性です。ブラッシング状態は不良です。全顎的に浮腫性の発赤・腫脹ならびに刺激による出血も認められます。歯頸部には初期う蝕（ホワイトスポット）が認められます。

● 26歳男性の歯肉炎の臨床像

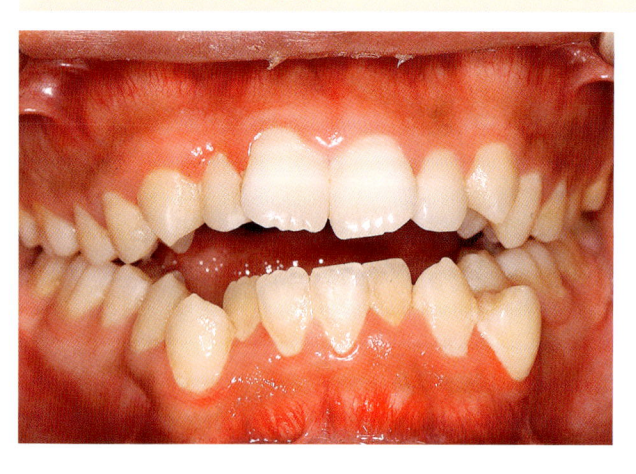

26歳男性です。開咬で口呼吸が見られます。歯肉には発赤・腫脹と線維性の肥厚が混在して認められます。プラークは乾燥して硬くこびりついており、歯ブラシでは落としにくい状態でした。

第5部　歯周病に強くなろう！　歯周病の基礎知識

まずはしっかり理解しよう！③
歯周病に罹患した歯周組織に強くなる

歯周病に罹患した歯周組織はどうなっているの？

　歯周炎には、おもに歯肉の炎症、真性ポケットの形成、歯槽骨の吸収という3つの臨床症状が見られます。歯肉は浮腫性または線維性に腫脹し、付着が喪失してポケットを形成します。ときに炎症が長期にわたったり、歯周治療後に歯肉が退縮して、歯根が露出することもあります。

　ポケット内では、血球成分の混じった黒っぽい縁下歯石が形成されます。

　付着の喪失は均等に生じるわけではなく、患者によって歯ごとに、歯面ごとに異なった進行を示します。

　遺伝的な要因を持つものもあり、また全身疾患（糖尿病）や、女性ホルモン、ストレス、喫煙などのリスクファクターによって進行が早まることもあります。

● 歯周炎に罹患した歯周組織の臨床像

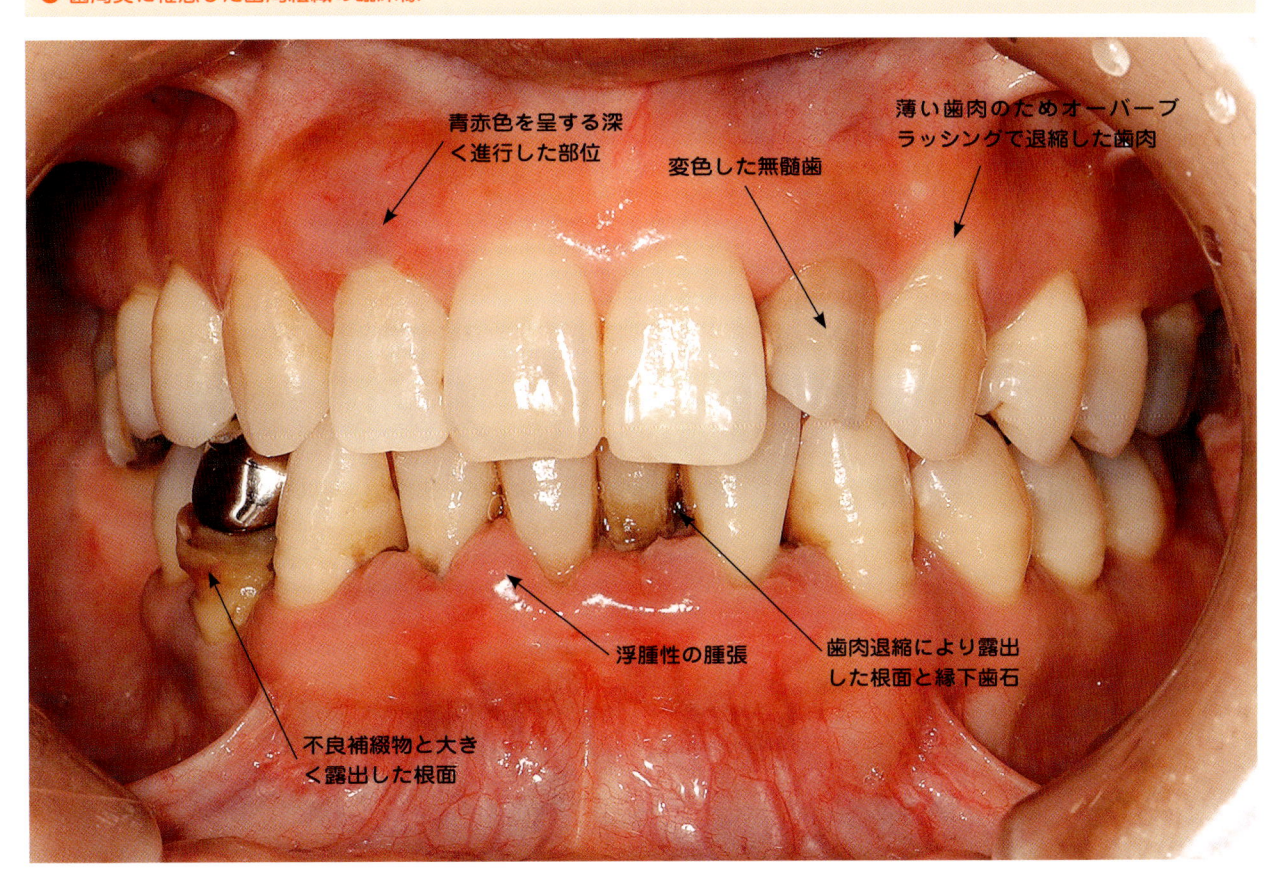

- 青赤色を呈する深く進行した部位
- 変色した無髄歯
- 薄い歯肉のためオーバーブラッシングで退縮した歯肉
- 浮腫性の腫脹
- 歯肉退縮により露出した根面と縁下歯石
- 不良補綴物と大きく露出した根面

91

● 56歳男性の歯周炎の臨床像

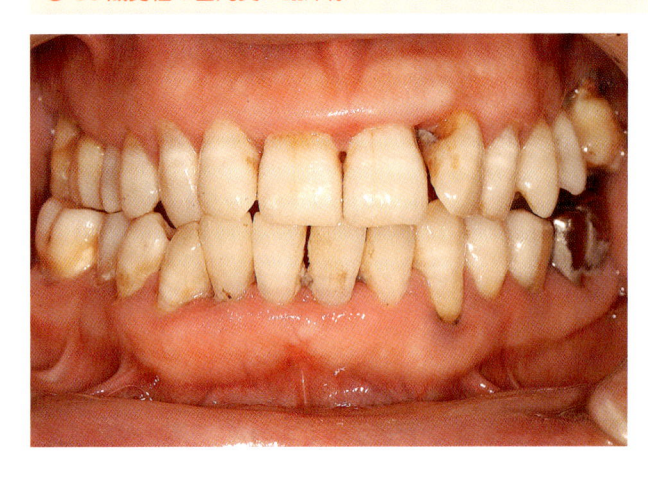

56歳男性で、高血圧症にて投薬中です。プラークコントロール状態は不良です。プロービング診査で全顎的に4〜6mmのポケットが見られ、エックス線写真上からは全顎的に中等度、臼歯部の一部は重度の骨吸収像が認められます。進行の度合いに比べ辺縁部に強い浮腫（発赤・腫脹）はわずかしか見られず、線維性に肥厚しています。服用している降圧薬の副作用も考えられます。歯肉・歯槽骨の厚みがあるため、歯肉は棚状を呈しています。

● 55歳男性の歯周炎の臨床像

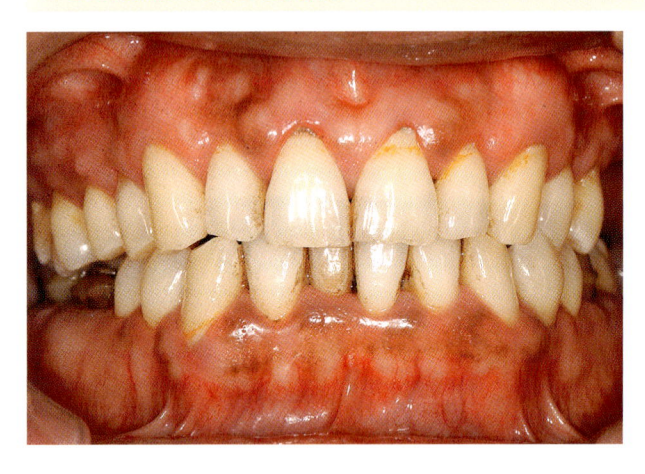

55歳男性、スモーカー（1日20本、喫煙暦35年）です。プラークコントロール状態は不良です。プロービング診査で全顎的に4〜9mmのポケット、1〜3度の根分岐部病変が認められました。エックス線写真からは、上顎前歯に中等度、他は全顎的に重度の骨吸収像が認められます。喫煙の影響からか、歯肉は線維性に肥厚し、赤黒色を呈しています。浮腫（腫脹・発赤）はほとんどなく、外見から重度の進行を予測することはできない症例です。

● 44歳女性の歯周炎の臨床像

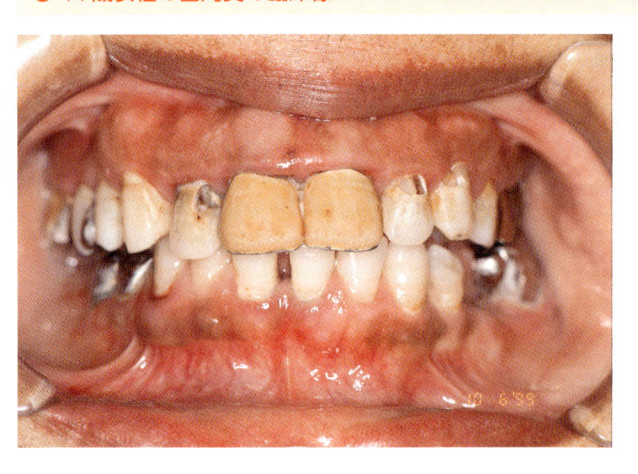

44歳女性で、糖尿病の既往（未治療）があります。プラークコントロール状態は不良です。プロービング診査で全顎的に4〜8mmのポケットが認められます。エックス線写真からは、上顎前歯に中等度、臼歯部に重度の骨吸収像が認められます。二次う蝕・根面う蝕も多発しています。浮腫性の腫脹が見られ、刺激によって容易に出血する状態でした。

歯周治療のプロフェッショナルだから覚えておこう
歯周病の分類

歯周病の分類

● 日本歯周病学会による歯周病の分類（2006年）

1）歯肉病変
　①プラーク性歯肉炎
　②非プラーク性歯肉炎
　③歯肉増殖

2）歯周炎
　①慢性歯周炎
　②侵襲性歯周炎
　③遺伝疾患に伴う歯周炎

3）壊死性歯周疾患
　①壊死性潰瘍性歯肉炎
　②壊死性潰瘍性歯周炎

慢性歯周炎は、どんな歯周炎？

臨床的傾向
- 成人に多く見られますが、若年者に見られることもあります。
- バイオフィルム（プラーク）によって発症し、組織の破壊（アタッチメントロスや歯槽骨の吸収）が見られます。
- 組織の破壊は、バイオフィルムの量やリスクファクターに比例します。
- 局所的リスクファクターや、糖尿病、投薬（抗てんかん薬・抗高血圧薬など）、妊娠などホルモンのバランス、喫煙、ストレスなどの全身的リスクファクターが影響を与えます。

● 慢性歯周炎のバリエーション

広がりによる分類
局所型（Localized）
　…罹患部位が30％以下
広汎型（Generalized）
　…罹患部位が30％を超える

重症度による分類
（付着の喪失：アタッチメントロス）
軽度……1〜2mm
中等度…3〜4mm
重度……5mm以上

- 患者および部位によって細菌の組成は異なり、複雑です。
- 歯肉縁下歯石が一般的に見られます。
- 持続的かつ緩やかに進行し、ときに急性期を伴う場合があります。
- 進行は臨床検査を繰り返すことによって確認できます。
- 未治療の罹患部位は進行する傾向が見られます。

侵襲性歯周炎は、どんな歯周炎？

臨床的傾向
- 全身疾患と関連しません。
- 急速なアタッチメントロスと骨破壊を認めます。
- 家族内での罹患率が高い傾向があります。

二次的特長（一般的に認められることが多い症状）
- 進行した部位に、必ずしも多量のバイオフィルムや歯石が見られるわけではありません。
- A.A.菌や、地域によっては、P.G.菌の構成比率が高いです。
- 貪食細胞異常が認められます。
- 過剰に反応するマクロファージとケミカルメディエター（PGE2、IL-1β）の産生の亢進が見られます。
- アタッチメントロスと骨破壊の進行が自然に停止する可能性があります。

● 侵襲性歯周炎のバリエーション

	局所型	広汎型
発症年齢	思春期前後	30歳以下 それ以上でも認められる
原因となる細菌に対する血清抗体反応	強い	弱い
罹患範囲	第一大臼歯で1歯以上 第一大臼歯と切歯を合わせて2歯以上 その他の歯で2歯以下	第一大臼歯と切歯以外で3歯以上
その他特記事項		急速なアタッチメントロスと骨破壊は、突発的で不規則である

侵襲性と慢性の違いを理解しておこう

侵襲性歯周炎は、思春期前後から30代以下で発症し、急激に進行します。また、自然に進行が停止することもあり、早期に進行が停止すれば、崩出時期の早い第一大臼歯や切歯のみが進行する局所型となります。

一方、慢性歯周炎の発症時期は遅く、破壊が進む急性期を伴い緩やかに進行していきます。ときに、糖尿病などの全身疾患や、ストレス、喫煙などのリスクファクターが加わると、進行が早くなることがあります。

● 侵襲性歯周炎と慢性歯周炎の進行パターン

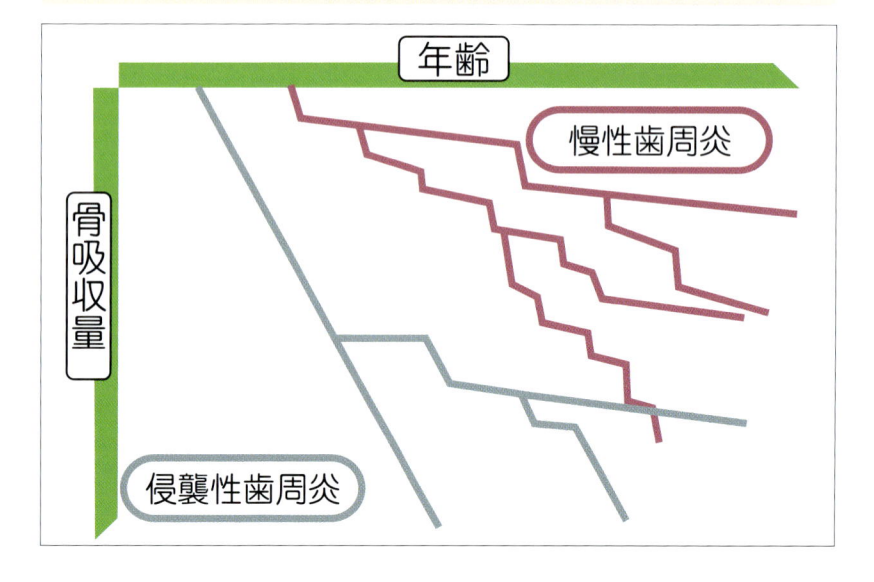

第5部　歯周病に強くなろう！　歯周病の基礎知識

● 整理しておこう　慢性歯周炎と侵襲性歯周炎のちがい

	慢性歯周炎	侵襲性歯周炎
年齢	成人に多く見られるが、若年者に見られる	思春期前後、30歳以下で発症
家族内集積（遺伝的要因）	認められない	認められる
バイオフィルムと組織の破壊	一致する	一致しない
歯肉縁下歯石	高頻度で認められる	進行に比して、少ないこともある
全身疾患	関連していることもある	関連しない
細菌	多様な細菌の集団が見られる	特定の細菌が多く見られる
進行	急性期を伴う低から中の持続的な進行	急速な進行

臨床で慢性と侵襲性を判断することは難しい？

右の**参考症例①**は、35歳女性です。4～10mmの深いポケットと多量の歯石を認めます。特に左上・右下・左下の大臼歯部に大きな骨吸収像が見られます。この患者は慢性歯周炎で、臼歯部のみ局所的リスクファクター（解剖学的形態）により重度に進行したと判断できるかもしれません。

一方、25歳女性である**参考症例②**はどうでしょうか。左上・右下・左下の大臼歯部に大きな骨吸収が認められ、発症年齢を考えると、侵襲性歯周炎局所型と判断できるでしょう。

しかし、実は**参考症例①**と②は同じ患者で、①は②の10年後の状態なのです。この患者は10年ぶりの来院で、状況の変化を確認することができました。

日常臨床では自覚がなく進行してから受診する場合が多く、発症年齢がわからない＝判断することが難しいことも多いと思います。

● 参考症例①　35歳女性

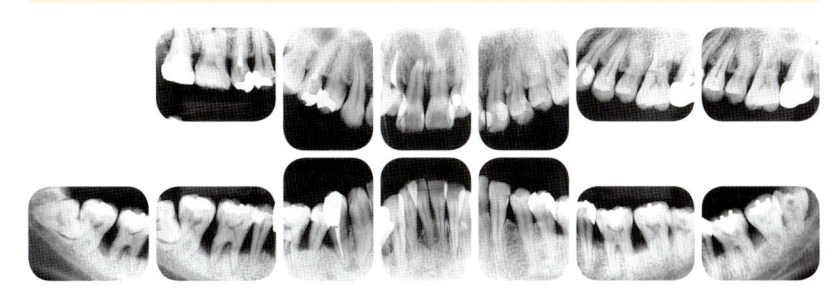

35歳女性。妊娠4ヵ月。過去にブラッシング指導を受けたことがあるものの、プラークコントロール状態はやや不良です。ブラッシング時の歯肉からの出血を自覚しています。

● 参考症例②　25歳女性

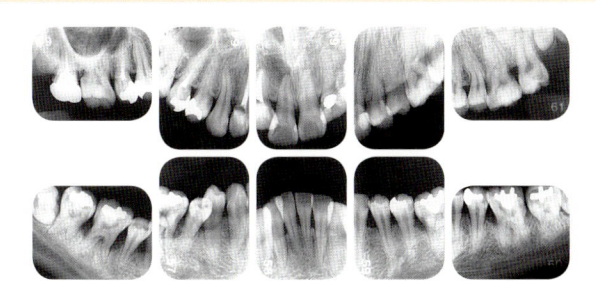

25歳女性。プラークコントロール状態は不良です。ポケットは大臼歯部を除きすべて3mm以下、エックス線写真上で左上・右下・左下の第一大臼歯に垂直性骨吸収が見られます。この症例は、**参考症例①**の10年前の状態で、典型的な侵襲性歯周炎局所型のようすを呈しています。

歯周病の進行は、歯単位・歯面単位で異なる

歯周病の進行は部位特異的とよく言われます。**参考症例①**と、その10年前の状態である**参考症例②**の臼歯部を比較しながら、治療しなかった場合の進行の特異性を考えてみましょう。

左下第一大臼歯では、25歳の時点では近心に深い垂直性骨吸収が見られますが、35歳の時点では吸収は停止しており、骨吸収が見られなかった遠心側にさらに大きな吸収が見られます。

右下においては、大きな骨吸収があった第一大臼歯の進行は緩やかで、ほとんど吸収のなかった第二小臼歯に大きな吸収が見られます。

吸収が始まっていた、左上第一大臼歯の遠心では、さらに吸収が進んでいます。

10年の変化をグラフ化してみました。歯周病の進行は、個人によるパターンが異なるだけでなく、同一個人の歯や、同一歯の歯面によっても進行パターンが異なってきます。

● 比較してみよう　同一患者の10年の変化

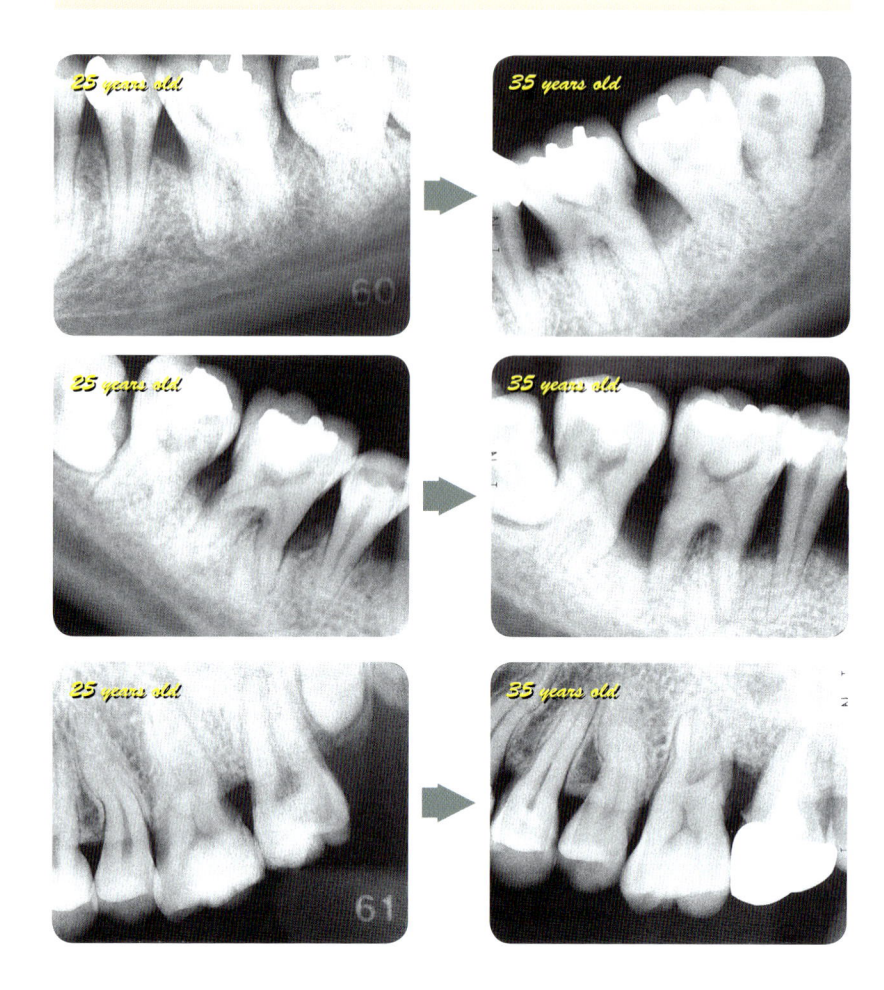

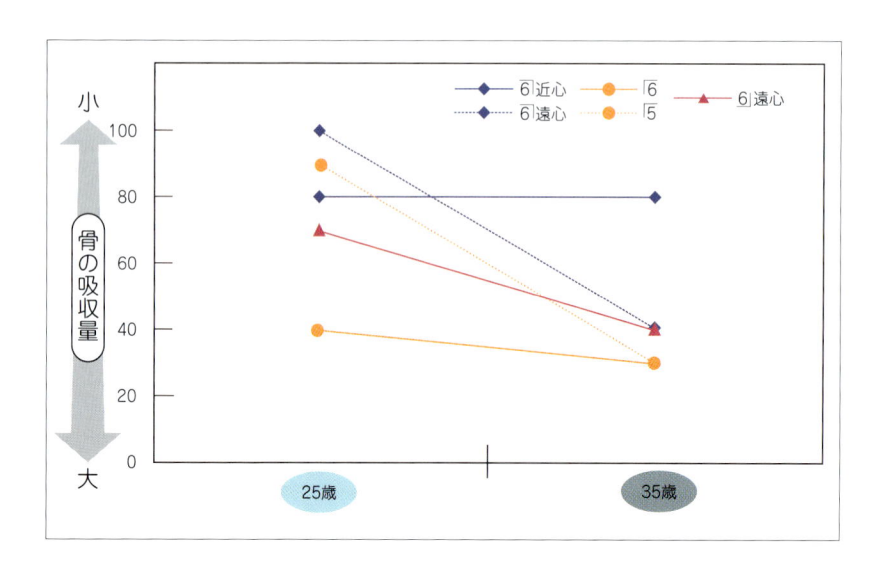

● 49歳女性　慢性歯周炎（軽度）の口腔内

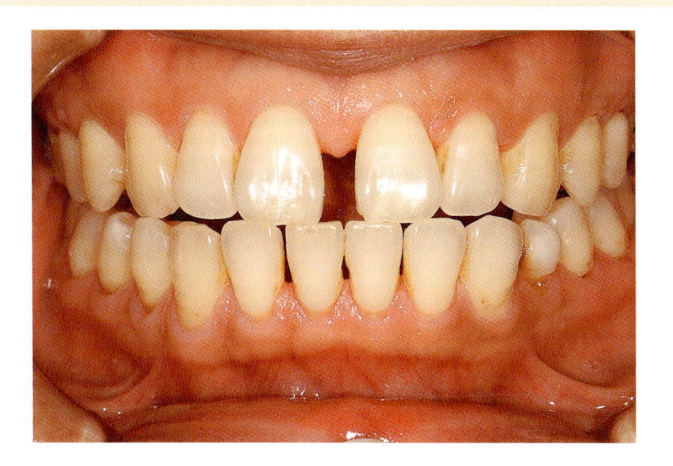

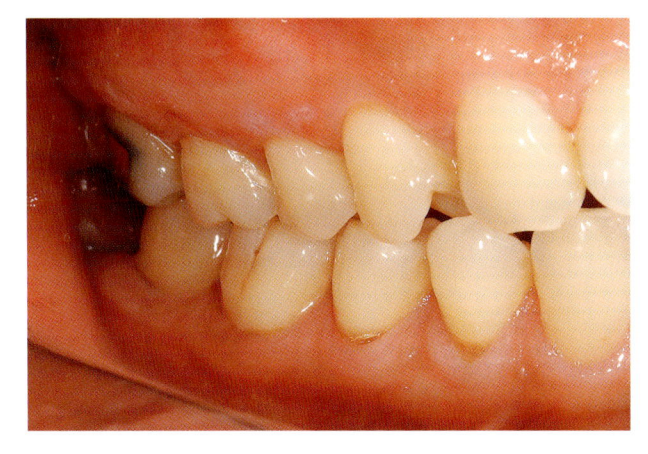

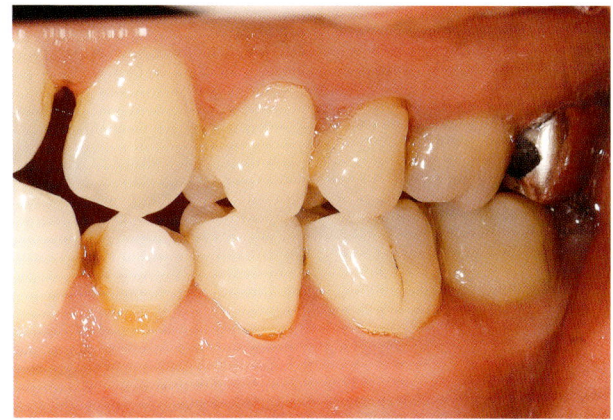

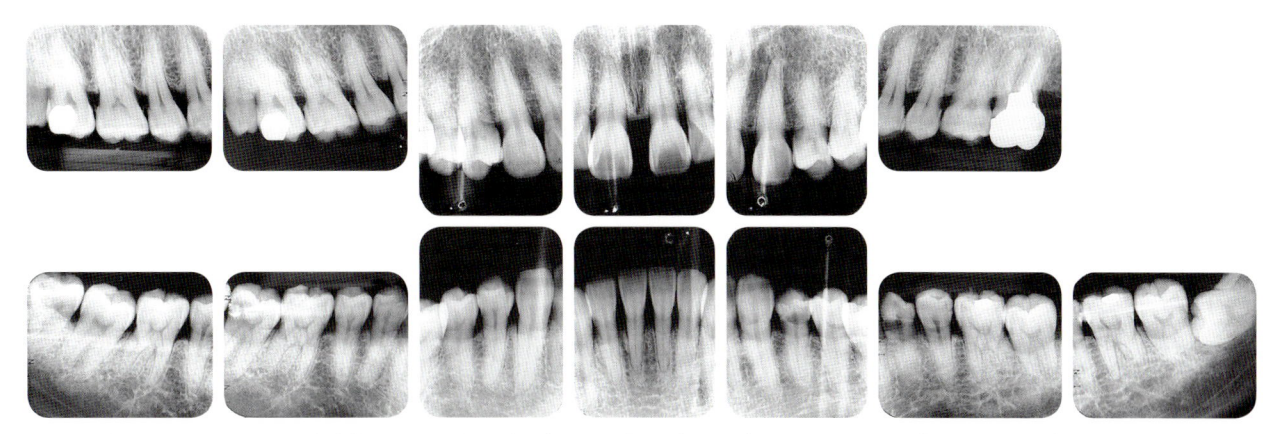

49歳女性です。過去に口腔衛生指導を受けたことがあり、頬舌側にはプラークは見られず、隣接面にプラークの付着が見られる程度です。プロービングでは全顎的に3～4mmのポケット、ならびにエックス線写真では全顎的に軽度の骨吸収像が認められます。これらの検査・診査結果より、慢性歯周炎広汎型（軽度）と診断されました。視診では歯肉の腫脹・発赤などの炎症の兆候はほとんど見られず、オーバーブラッシングによるものと思われる歯肉退縮が頬側に見られる程度でした。

しっかり測定できる！　歯周組織検査パーフェクトブック

● 45歳女性　慢性歯周炎（重度）の口腔内

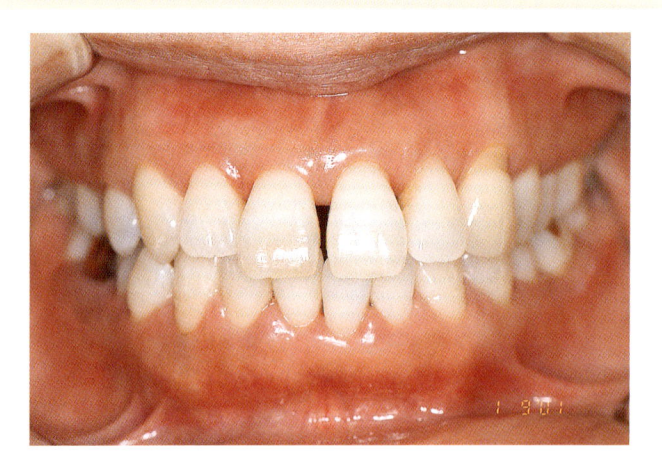

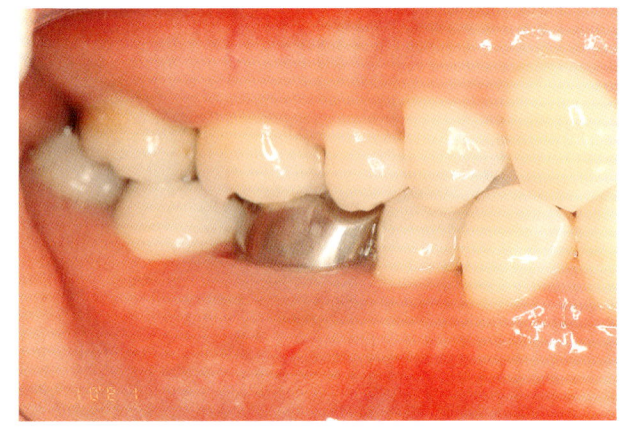

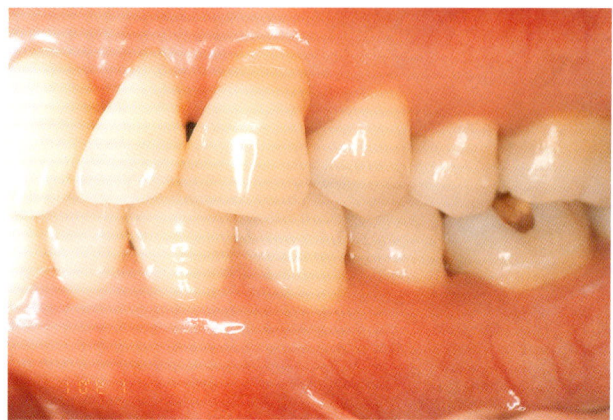

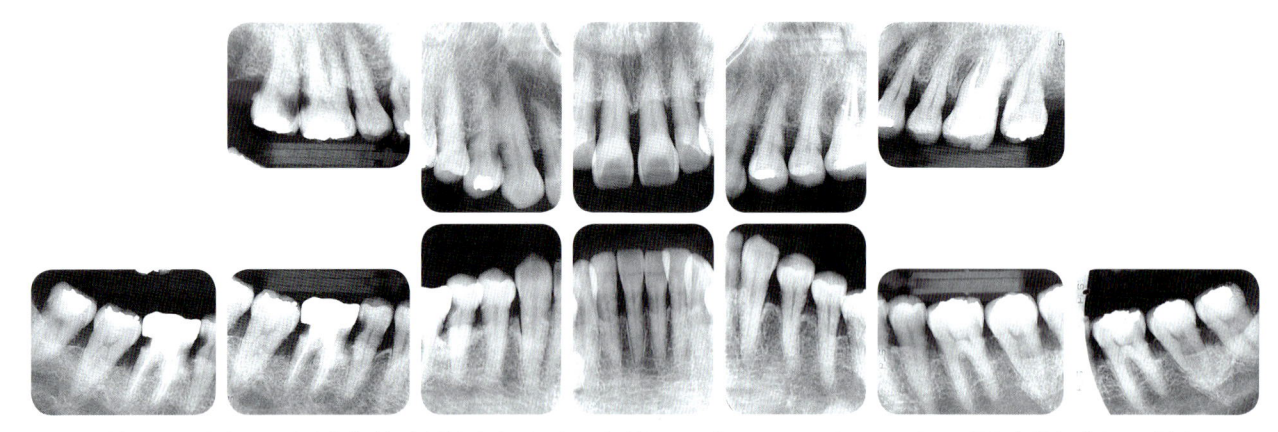

45歳女性です。過去に口腔衛生指導・歯周治療を受けたことがあり、プラークコントロールは一部臼歯部を除きほぼ良好です。プロービングでは全顎的に4～6mmのポケット、ならびにエックス線写真では全顎的に重度の骨吸収像が認められます。これらの検査・診査結果より、慢性歯周炎広汎型（重度）と診断されました。歯肉に強い浮腫は見られず、赤褐色の腫脹が見られる程度です。上顎前歯部にはフレアアウトが見られます。

● 33歳男性　侵襲性歯周炎広汎型の口腔内

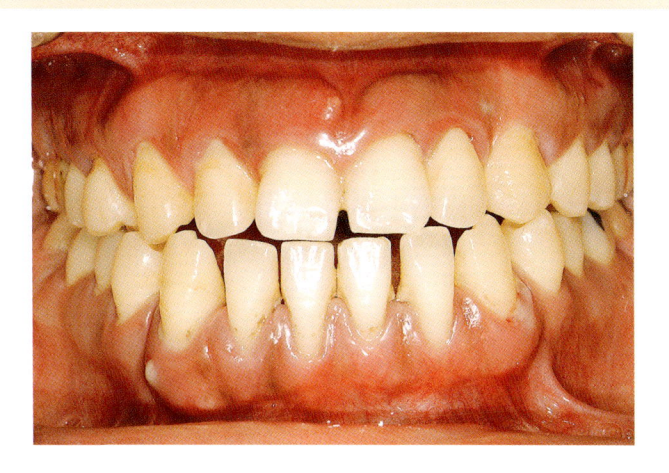

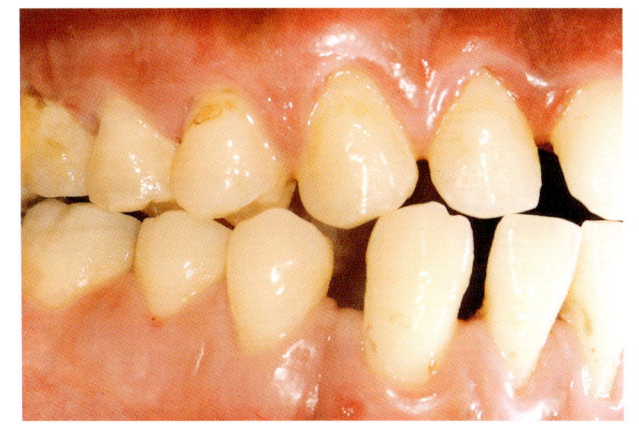

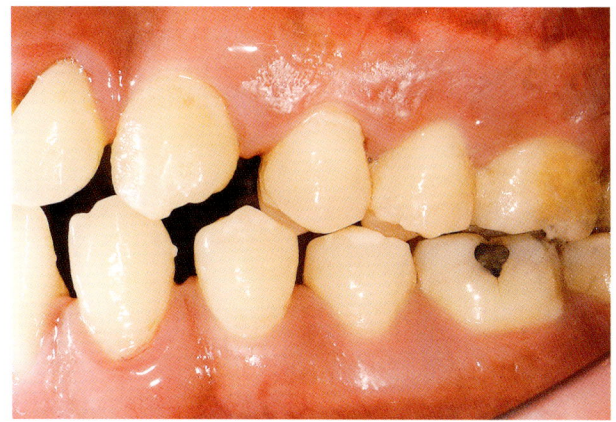

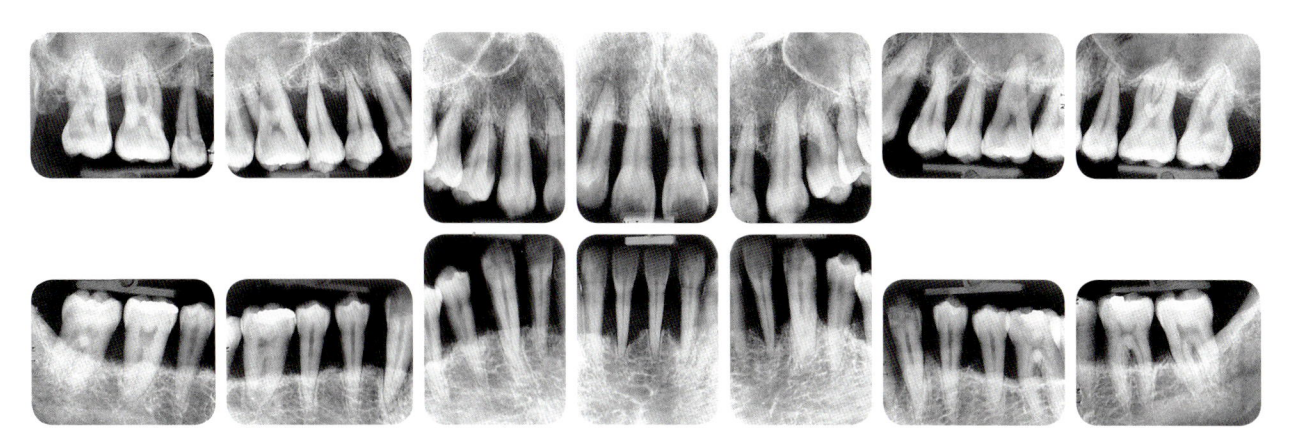

33歳男性、スモーカー（1日10本、喫煙歴12年）です。プラークコントロール状態は不良で、プロービングでは全顎的に5～10mmのポケットのほか、全顎的にポケットからの出血、一部ポケットからの排膿も見られました。エックス線写真では、全顎的に重度の骨吸収像が見られました。これらの検査・診査結果より、侵襲性歯周炎広汎型と診断されました。視診では歯肉に炎症がみられるものの強い浮腫はなく、多量の歯石沈着は認められませんでした。

壊死性歯周疾患は、どんな歯周炎？

臨床的傾向

- 歯間乳頭および辺縁歯肉に見られる打ち抜き状（パンチアウト）が特徴です。
- 歯肉出血や疼痛、偽膜形成、口臭を伴います。
- 宿主の抵抗力の低下によっておこり、不良な口腔衛生、精神的ストレス、栄養不良、喫煙、HIV感染などと関連しています。

● 24歳男性　壊死性歯周疾患の口腔内

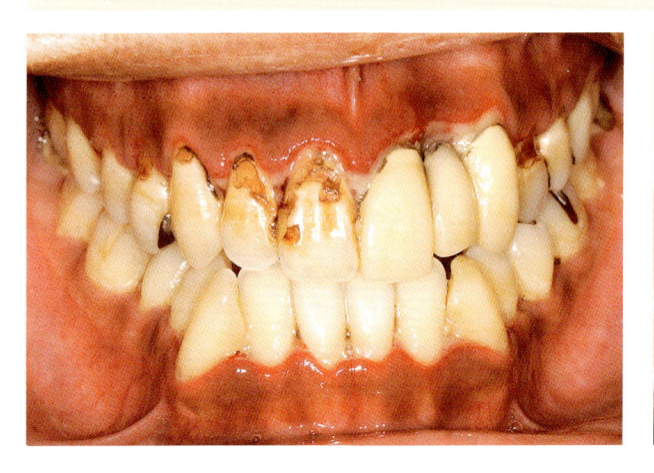

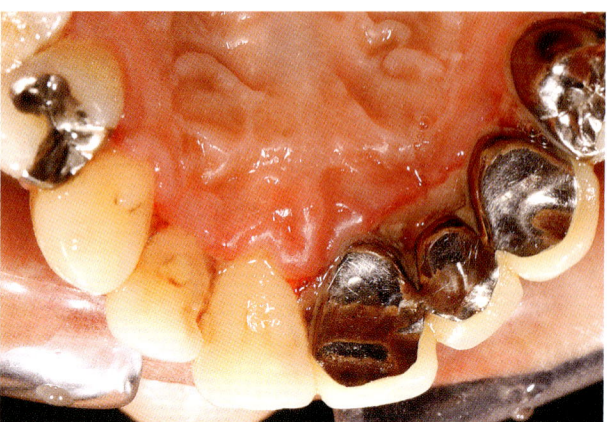

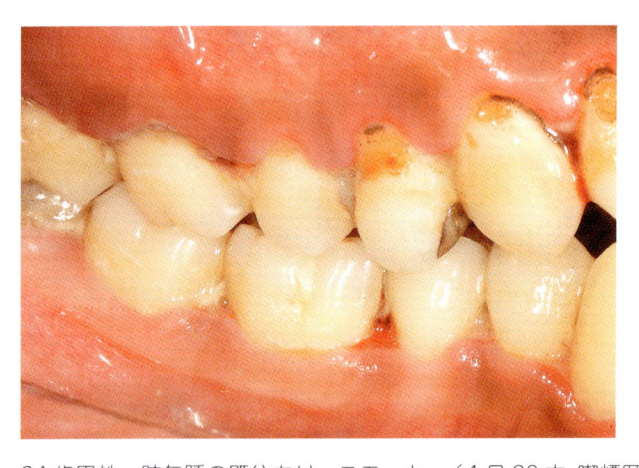

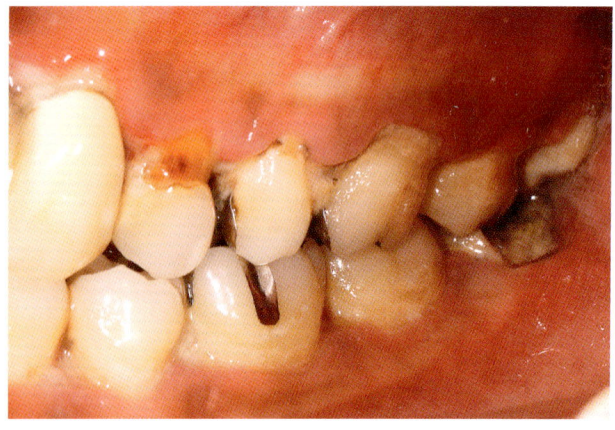

24歳男性。肺気腫の既往あり。スモーカー（1日20本、喫煙暦6年）。生活習慣は不規則で、精神的なストレスも感じている。プラークコントロールは不良であり、プロービングでは全顎的に3〜4mmのポケットが認められるものの、全顎的なポケットからの出血やエックス線写真上での骨吸収像は見られません。視診では、歯肉からの自然出血、偽膜形成、歯間乳頭部のパンチアウトなど特徴的な症状が見られます。これらの診査結果より、壊死性歯肉疾患・壊死性潰瘍性歯肉炎と診断されました。

これは歯周炎？　診断基準に当てはまらない偶発的なアタッチメントロス

　一般的な歯周病の診断基準に当てはまらないアタッチメントロスが見られることもあるでしょう。

　例としては、外傷や歯列の異常に関連した歯肉退縮や、埋伏智歯や智歯抜歯に関連するアタッチメントロスなどです。

　この偶発的アタッチメントロスが、歯周炎の初期症状となることもあるので、歯周病のハイリスク部位として注意しましょう。

● 外傷に関連するアタッチメントロス①

4|歯冠歯根破折の症例です。写真は破折4ヵ月前の状態です。ポケット3mm以下で、歯周組織は正常な状態でした（5|は以前に智歯矮小歯を移植したもの）。

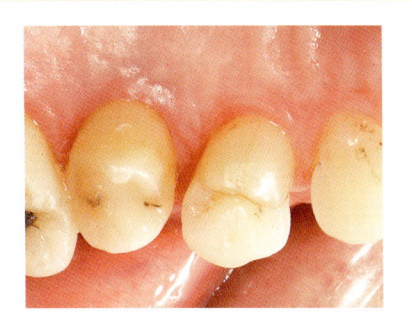

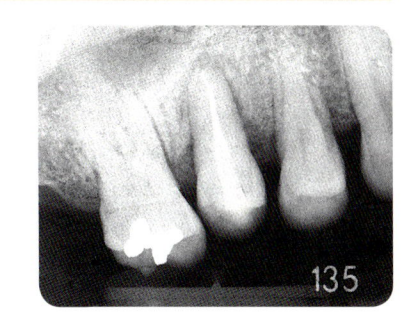

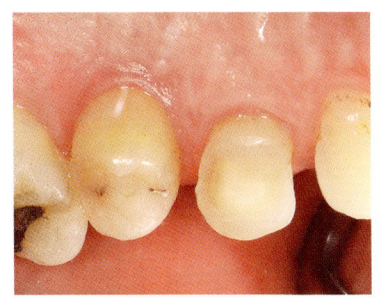

破折直後。舌側咬頭は、斜めの歯根にまで及ぶ破折。破折片は歯肉とつながっています。

破折片を除去し修復治療が行われました。3年後、口蓋側に6mm、近心側に4mmのポケットが見られ、エックス線写真でも大きな骨吸収像が見られました。破折に関連したアタッチメントロスと思われます。

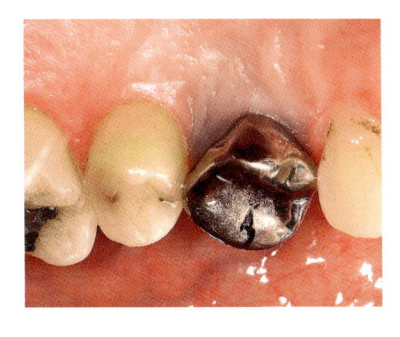

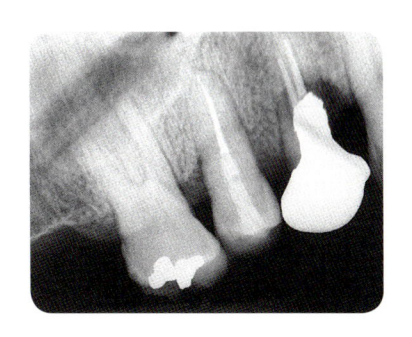

● 外傷に関連するアタッチメントロス②

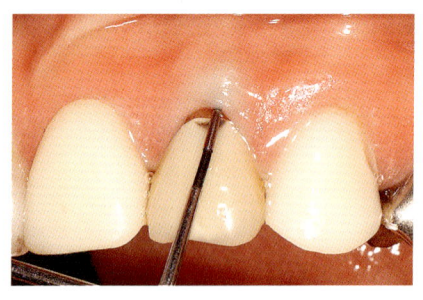

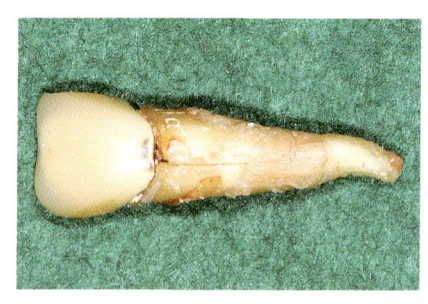

|2 補綴物の脱離で来院した患者さんです（写真は補綴物を仮着中）。頬側に1点のみ6mmのポケットが見られます。このポケットは、5ヵ月前には認められませんでした。保存不可能と診断し、抜歯しました。抜歯後、破折線が肉眼ではっきりと観察できます。深いポケットは、歯根破折に関連したアタッチメントロスで、破折線に沿って細菌が進入し、歯根膜を破壊したと考えられます。

● 歯列の異常に関連するアタッチメントロス

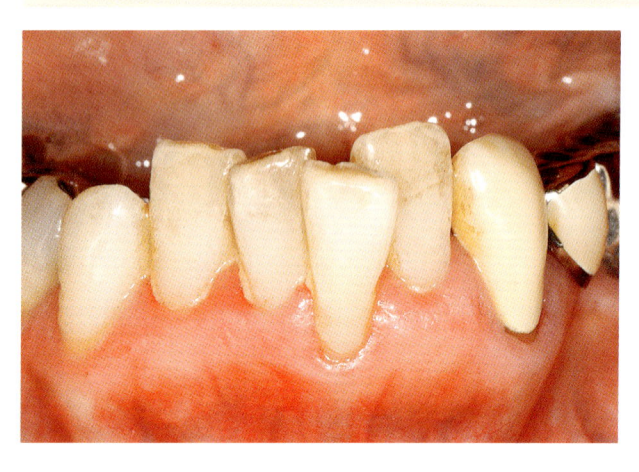

歯列不正により歯列弓よりはみ出した歯は、歯槽骨・歯肉が薄くなり、容易にアタッチメントロスを起こして根面が露出します。オーバーブラッシングによる更なる歯肉の退縮、根面の磨耗、根面う蝕、歯周炎の進行などの危険にさらされるため、注意が必要です（本症例では、歯頸部にすでに充填処置がなされています）。

● 埋伏歯の矯正治療に関連するアタッチメントロス

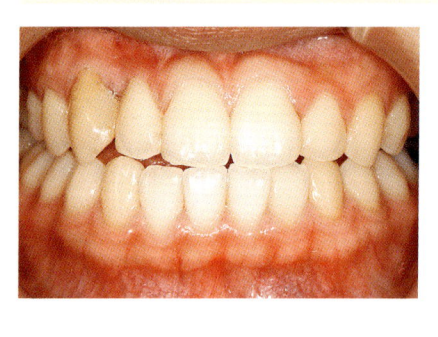

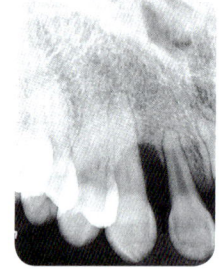

15歳女性です。完全埋伏の右上犬歯を開窓し、矯正により挺出・整直しました。矯正終了後、すでに7mmのポケットとポケットからの出血が見られ、エックス線写真上でも骨吸収像が見られます。埋伏していたことに関連して起きた偶発的なアタッチメントロスから、歯周炎を発症したようです。徹底したコントロールの必要性を説明するも、理解が得られず来院は途絶えました。

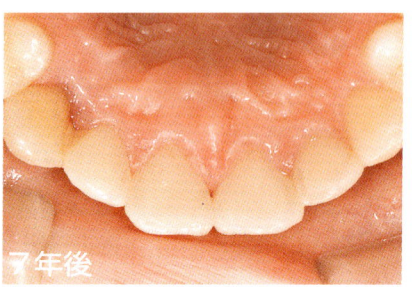

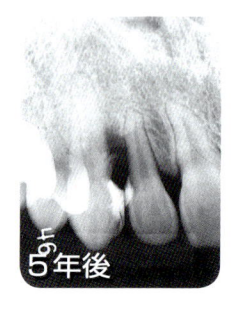

他の部位を主訴として来院した際に撮影した、5年後のエックス線写真と7年後の口腔内写真では、大きな進行は見られませんが、依然として深いポケットとポケットからの出血が見られます。

第5部　歯周病に強くなろう！　歯周病の基礎知識

● 智歯抜歯に関連するアタッチメントロス

27歳女性です。下顎右側智歯周囲炎による腫脹で来院されました。|7 遠心の智歯歯冠部につながる6mmのポケットには、出血と排膿が伴っています。

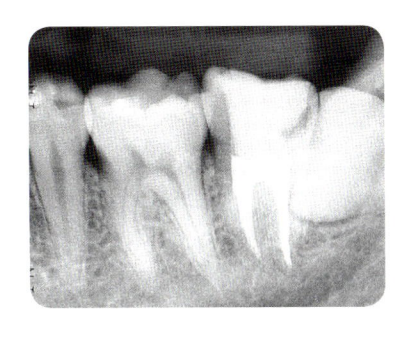

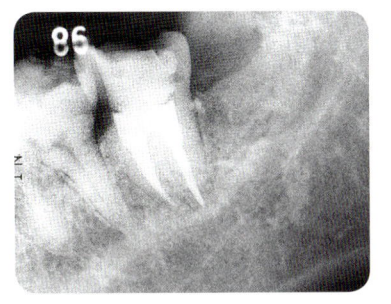

智歯抜歯2ヵ月後の状態です。抜歯のため|7 遠心の骨が多く欠損していることがわかります。

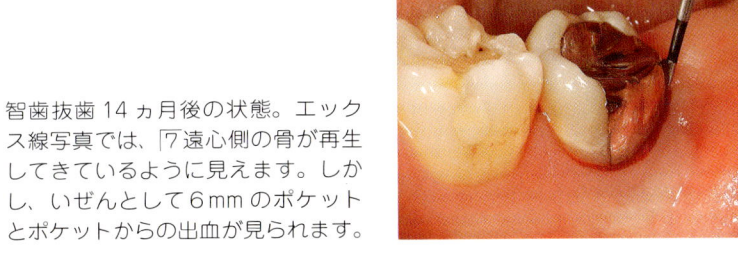

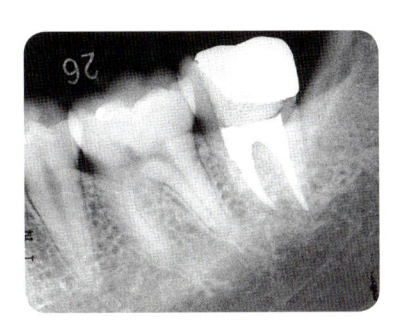

智歯抜歯14ヵ月後の状態。エックス線写真では、|7 遠心側の骨が再生してきているように見えます。しかし、いぜんとして6mmのポケットとポケットからの出血が見られます。

● パーフォレーションに関連するアタッチメントロス

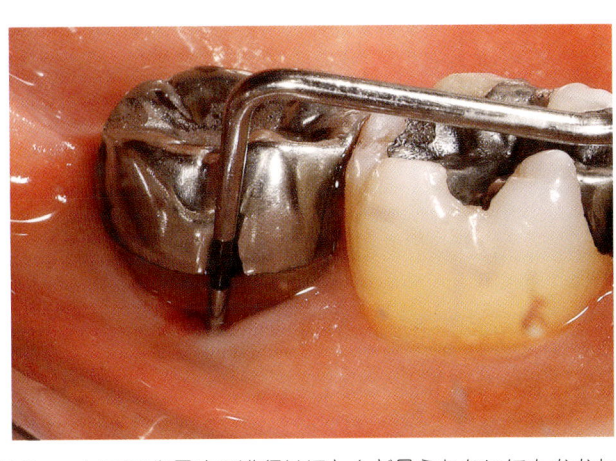

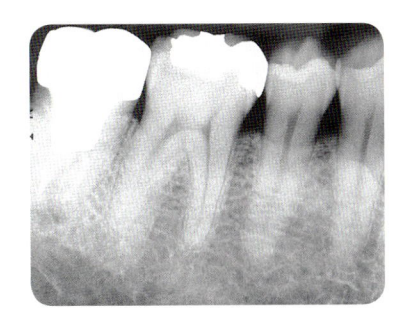

全顎的にポケットは3mm以下で歯周病の進行はほとんど見られないにもかかわらず、|7 舌側にのみグルーブに沿って9mmの深いポケットが存在しました。プローブを挿入すると、エックス線写真上のコアの先端あたりに相当する箇所で、突起物のような引っ掛かりを触知することができました。おそらくコア形成時に起こしたパーフォレーションに関連するアタッチメントロスと思われます。

参考書籍・文献一覧

【参考書籍】（順不同）

1. Lindhe J, Karring T, Lang NP. 監訳：岡本浩. Lindhe 臨床歯周病学とインプラント 第4版. 基礎編. 東京：クインテッセンス出版, 2005.
2. Lindhe J, Karring T, Lang NP. 監訳：岡本浩. Lindhe 臨床歯周病学とインプラント 第4版. 臨床編. 東京：クインテッセンス出版, 2005.
3. Lindhe J（編集）. 岡本浩（監訳）. Lindhe 臨床歯周病学. 東京：医歯薬出版, 1992.
4. Rateitschak KH, Rateitschak EM, Wolf HF. 監訳：原耕二. 歯周病学カラーアトラス. 新潟：西村書店, 1987.
5. アメリカ歯周病学会編. 監訳：岡田宏. AAP歯周治療法のコンセンサス. 東京：クインテッセンス出版, 1999.
6. アメリカ歯周病学会編. 監訳：石川烈. AAP歯周疾患の最新分類. 東京：クインテッセンス出版, 2001.
7. 日本歯周病学会編. 歯周病の診断と治療の指針. 東京：医歯薬出版, 2007.
8. Hall WB. Critical Decisions in Periodontology. fourth edition. London: BC Decker Inc. 2002.
9. 榊原悠紀田郎, 他. 新歯科衛生士教本. 歯科保健指導. 東京：医歯薬出版, 1994.
10. 山本浩正. 歯科衛生士のためのDr.Hiroの超明解ペリオドントロジー. 東京：クインテッセンス出版, 2004.
11. 月星光博, 岡賢二. 歯周治療の科学と臨床. 歯周病の治療のゴールをめざして. 東京：クインテッセンス出版, 1992.
12. 熊谷真一（編）. 補綴臨床 Practice Selection. 入門 X線写真を読む. 東京：医歯薬出版, 2005.
13. 酒井琢朗, 高橋和人. 歯科衛生士教本. 口腔解剖. 東京：医歯薬出版, 1984.

【参考文献】（順不同）

1. Axelsson P, Nyström B, Lindhe J. The long-term effect of a plaque control program on tooth mortality, caries and periodontal disease in adults. Results after 30 years of maintenance. J Clin Periodontol 2004;31(9):749-757.
2. 中川洋一. 粘膜に異変が!? 知っておきたい口腔粘膜疾患48. 歯科衛生士 2007; 9: 74-81.
3. 中川洋一. 粘膜に異変が!? 知っておきたい口腔粘膜疾患48. 歯科衛生士 2007; 11: 46-53.
4. Theilade E, Wright WH, Jensen SB, Löe H. Experimental gingivitis in man. II. A longitudinal clinical and bacteriological investigation. J Periodontal Res 1966;1:1-13.

おわりに

　私たち歯科衛生士の行う診査は、とても重要な情報として、臨床の中で大きな役割を果たしています。毎日の忙しい臨床時間のなか、正確かつスピードを追求するだけでなく、患者さんへの配慮も欠かすことなく診査が行えるようになることは、けっして容易ではないかも知れません。

　今回、本書で紹介した内容は、本来ならば先輩から後輩へ教え学び継がれていくものだと思います。しかし現在の歯科衛生士の雇用状況では、そのサイクルがうまく機能していない歯科医院も多く存在しているようです。そのため、1つ1つの診査のやり方がはっきりわからず困っている新人歯科衛生士、もしくは自分は診査できるものの、後輩教育の経験がないため自信が持てない先輩歯科衛生士のために、本当に毎日の臨床で行っている診査のやり方や注意点、コツなどを、本書ではまとめました。

　基本中の基本が凝縮している本書が、皆さんの臨床での診査のお役に立てば、今日まで執筆に追われた日々も、よい思い出になると思います。

　初めて執筆した書籍ということもあり、10ヵ月間、本書のことが頭から離れることはなく、やっとこのページの到達したことにホッとしています。

　今回本書のためにいろいろアドバイスをくださった先生方、そして撮影に貴重なお昼休みに心よく協力してくださったスタッフの皆さんに心から感謝するとともに、長いあいだ私たちを支えてくださったクインテッセンス出版の木村明氏に、この場をかりてお礼申し上げます。

石原美樹

小牧令二

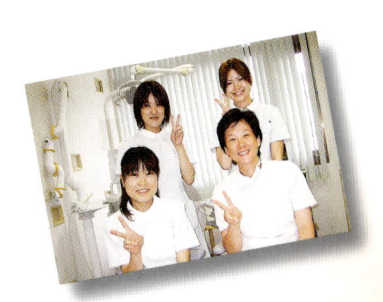

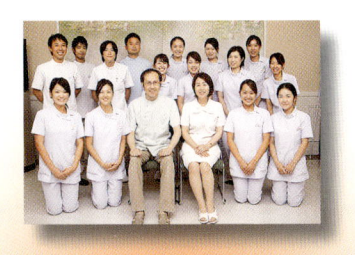

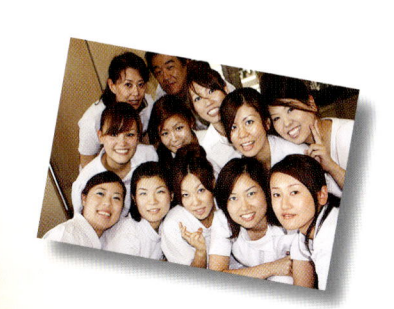

**ご協力くださった6歯科医院の皆様
ありがとうございました**

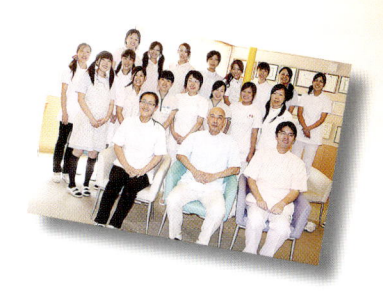

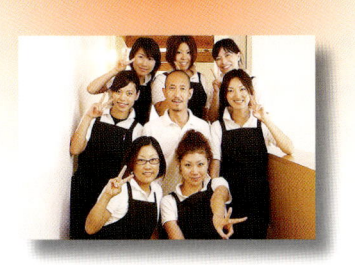

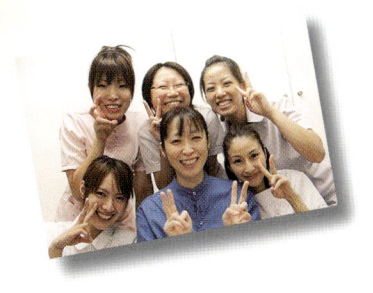

臨床力を伸ばす！

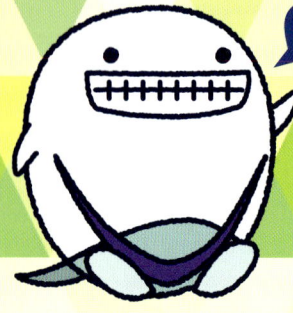

歯科衛生士臨床のための

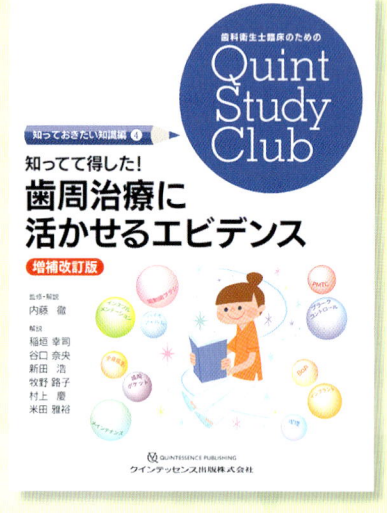

知っておきたい知識編 4
知ってて得した！
歯周治療に活かせるエビデンス
増補改訂版

内藤 徹〔監修・解説〕
稲垣幸司／谷口奈央／新田 浩／
牧野路子／村上 慶／米田雅裕〔解説〕

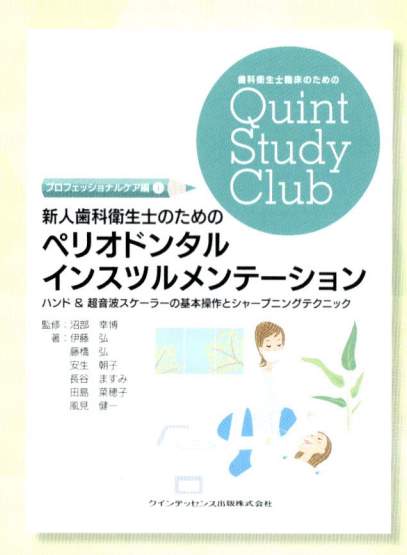

プロフェッショナルケア編 1
新人歯科衛生士のための
ペリオドンタル
インスツルメンテーション
ハンド＆超音波スケーラーの基本操作とシャープニングテクニック

沼部幸博〔監修〕
伊藤 弘／藤橋 弘／安生朝子／
長谷ますみ／田島菜穂子／風見健一〔著〕

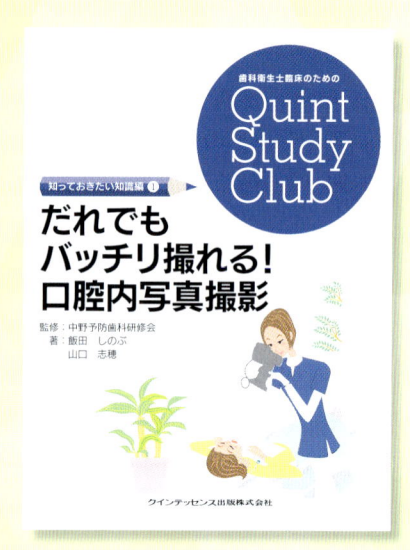

知っておきたい知識編 1
だれでもバッチリ撮れる！
口腔内写真撮影

中野予防歯科研究会〔監修〕
飯田しのぶ／山口志穂〔著〕

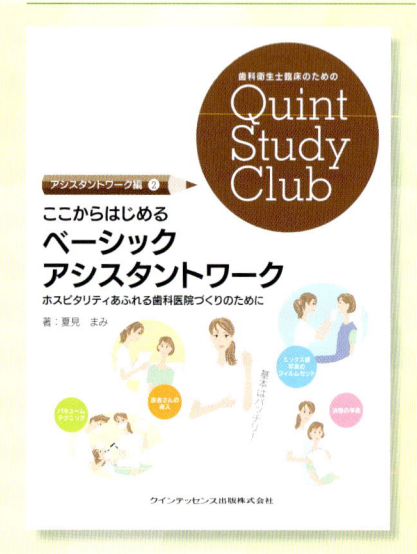

アシスタントワーク編 2
ここからはじめる
ベーシックアシスタントワーク
ホスピタリティあふれる歯科医院づくりのために

夏見まみ〔著〕

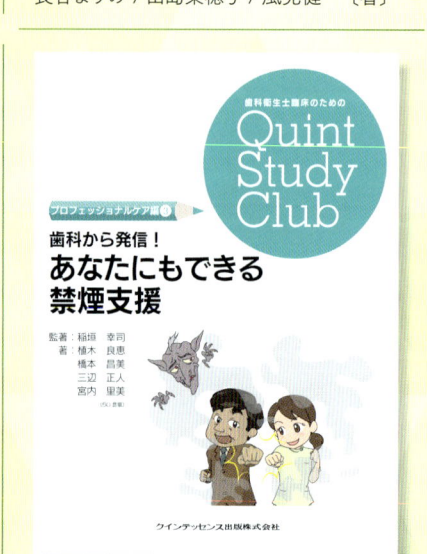

プロフェッショナルケア編 3
歯科から発信！
あなたにもできる禁煙支援

稲垣幸司〔監著〕
植木良恵／橋本昌美／三辺正人／宮内里美〔著〕

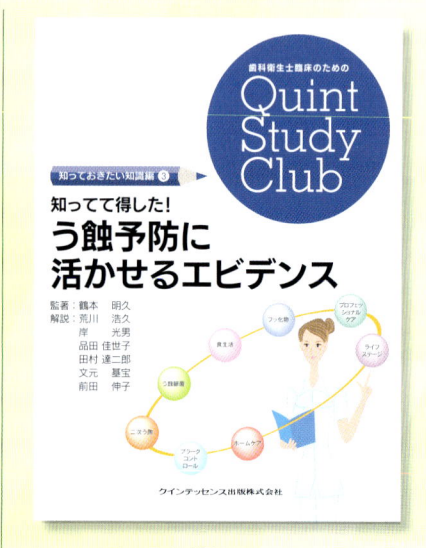

知っておきたい知識編 3
知ってて得した！
う蝕予防に活かせるエビデンス

鶴本明久〔監著〕
荒川浩久／岸 光男／品田佳世子／
田村達二郎／文元基宝／前田伸子〔著〕

Quint Study Club シリーズ

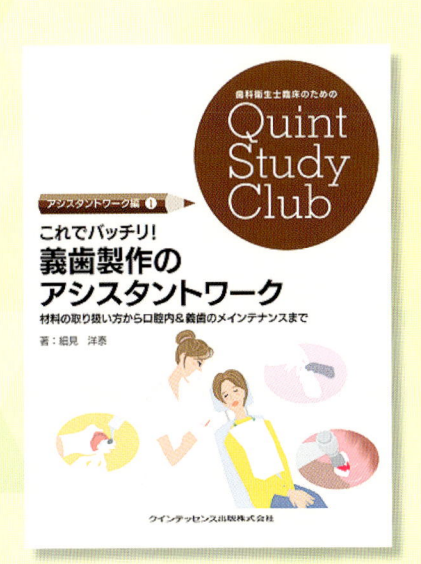

アシスタントワーク編1
これでバッチリ！
義歯製作のアシスタントワーク
材料の取り扱い方から口腔内＆義歯のメインテナンスまで

細見洋泰〔著〕

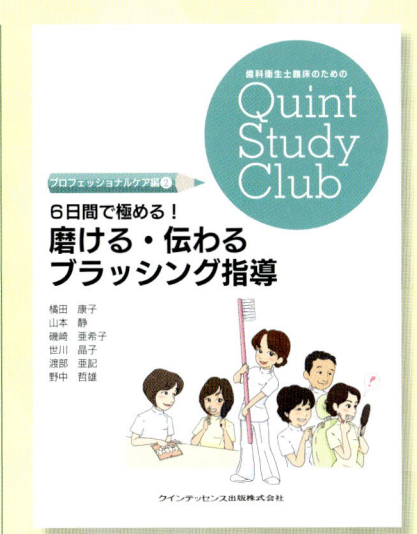

プロフェッショナルケア編2
6日間で極める！
磨ける・伝わるブラッシング指導

橘田康子／山本 静／磯崎亜希子／
世川晶子／渡部亜記／野中哲雄〔著〕

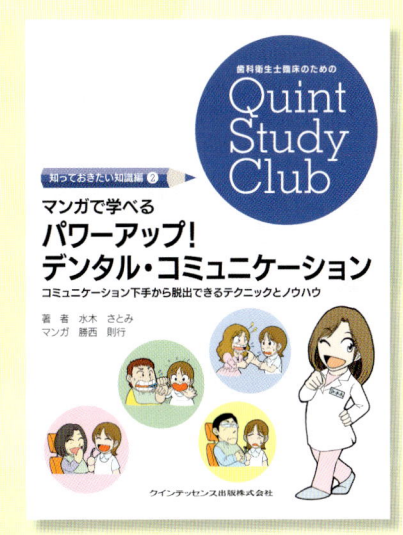

知っておきたい知識編2
マンガで学べる パワーアップ！
デンタル・コミュニケーション
コミュニケーション下手から
脱出できるテクニックとノウハウ

水木さとみ〔著〕
勝西則行〔マンガ〕

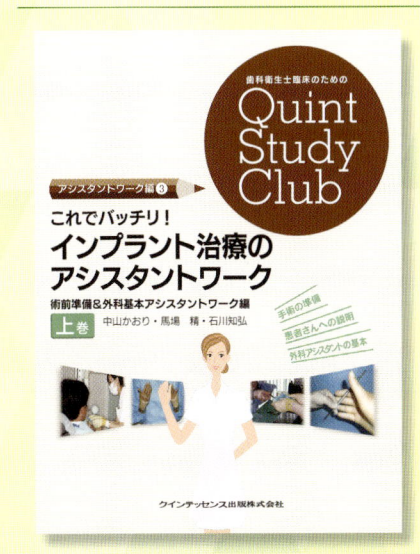

アシスタントワーク編3
これでバッチリ！
インプラント治療のアシスタントワーク
上巻：術前準備＆外科基本アシスタントワーク編
中巻：一次手術のアシスタントワーク編
下巻：二次手術のアシスタントワーク編

中山かおり／馬場 精／石川知弘〔著〕

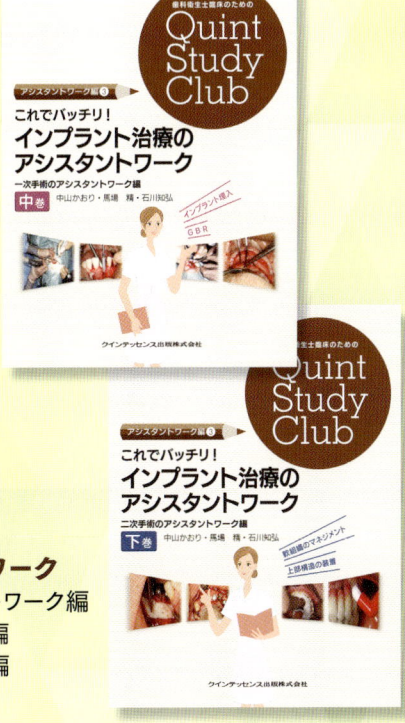

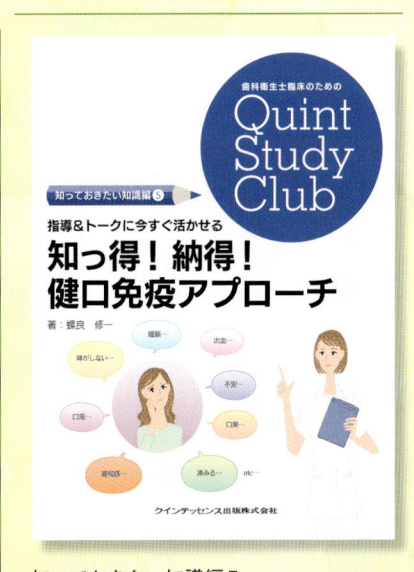

知っておきたい知識編5
指導＆トークに今すぐ活かせる
知っ得！納得！
健口免疫アプローチ

螺良修一〔著〕

石原 美樹　いしはら みき
歯科衛生士、株式会社 COCO DentMedical 代表取締役

1989 年	愛知学院大学歯科衛生専門学校 卒業 二村医院 勤務
1991 年	月星歯科クリニック 勤務
1997 年	月星歯科クリニック 退社、フリーランスとなる
2006 年	名古屋市歯科医師会附属歯科衛生士専門学校 非常勤講師 日本歯周病学会認定歯科衛生士 取得
2008 年	スタディーグループ KOKO 設立
2010 年	日本口腔インプラント学会インプラント専門歯科衛生士 取得
2011 年	日本臨床歯周病学会認定歯科衛生士 取得
2012 年	日本医療機器学会第 2 種滅菌技士 取得
2016 年	株式会社 COCO DentMedical 設立
2020 年	愛知県糖尿病療養指導士 取得

所属学会等
日本歯周病学会　　　日本臨床歯周病学会
日本口腔インプラント学会　　日本医療機器学会
スタディーグループ KOKO　　日本糖尿病学会

小牧 令二　こまき れいじ
岐阜県瑞穂市・美江寺歯科医院 院長

1956 年	岐阜県生まれ
1981 年	愛知学院大学歯学部卒業
1986 年	美江寺歯科医院開設
2015 年	大垣女子短期大学 非常勤講師

所属学会等
The International Association of Dental Traumatology
日本歯周病学会
日本口腔インプラント学会
日本臨床歯周病学会
日本歯内療法学会
日本顎咬合学会

歯科衛生士臨床のための Quint Study Club
診査関連編①
しっかり測定できる！
歯周組織検査パーフェクトブック

2008年11月10日　第 1 版第 1 刷発行
2022年 3 月 1 日　第 1 版第 6 刷発行

著　　者	石原美樹 / 小牧令二
発 行 人	北峯康充
発 行 所	クインテッセンス出版株式会社 東京都文京区本郷 3 丁目 2 番 6 号　〒113-0033 クイントハウスビル　電話(03)5842-2270(代表) 　　　　　　　　　　　(03)5842-2272(営業部) 　　　　　　　　　　　(03)5842-2276(編集部) web page address　https://www.quint-j.co.jp
印刷・製本	サン美術印刷株式会社

©2008　クインテッセンス出版株式会社　　禁無断転載・複写
Printed in Japan　　　　　　　　　落丁本・乱丁本はお取り替えします
ISBN978-4-7812-0039-2　C3047　　　定価は表紙に表示してあります

クインテッセンス出版の書籍・雑誌は、歯学書専用通販サイト『歯学書.COM』にてご購入いただけます。

PC からのアクセスは…
歯学書　検索

携帯電話からのアクセスは…
QR コードからモバイルサイトへ